Berliner Gefäßchirurgische Reihe Band 8
Herausgegeben von W. Hepp

W. Hepp ▪ U. V. Brunner ▪ A. Gussmann ▪ (Hrsg.)
Lymphologische Gesichtspunkte in der Gefäßchirurgie

W. Hepp   U. V. Brunner   A. Gussmann   (Hrsg.)

Lymphologische Gesichtspunkte in der Gefäßchirurgie

Mit 30 Abbildungen in 58 Einzeldarstellungen
und 10 Tabellen

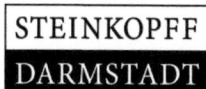

Prof. Dr. med. WOLFGANG HEPP
St. Josefs-Krankenhaus Haan GmbH
Kplus Gefäßzentrum Haan
Fachbereich Gefäßchirurgie
Vaskuläre und Endovaskuläre Chirurgie
Robert-Koch-Straße 16, 42781 Haan

Prof. Dr. med. URS V. BRUNNER
Im Schübeldörfli 8, CH-8700 Küsnacht, Schweiz

Dr. med. A. GUSSMANN
HUMAINE-Klinikum Bad Saarow
Kompetenzzentrum für Gefäßmedizin
Pieskower Straße 33, 15526 Bad Saarow

ISBN 3-7985-1501-8 Steinkopff Verlag, Darmstadt

Bibliografische Information Der Deutschen Bibliothek
Die Deutsche Bibliothek verzeichnet diese Publikation in der
Deutschen Nationalbibliografie; detaillierte bibliografische Daten
sind im Internet über <http://dnb.ddb.de> abrufbar.

Dieses Werk ist urheberrechtlich geschützt. Die dadurch begründeten Rechte, insbesondere die der Übersetzung, des Nachdrucks, des Vortrags, der Entnahme von Abbildungen und Tabellen, der Funksendung, der Mikroverfilmung oder der Vervielfältigung auf anderen Wegen und der Speicherung in Datenverarbeitungsanlagen, bleiben, auch bei nur auszugsweiser Verwertung, vorbehalten. Eine Vervielfältigung dieses Werkes oder von Teilen dieses Werkes ist auch im Einzelfall nur in den Grenzen der gesetzlichen Bestimmungen des Urheberrechtsgesetzes der Bundesrepublik Deutschland vom 9. September 1965 in der jeweils geltenden Fassung zulässig. Sie ist grundsätzlich vergütungspflichtig. Zuwiderhandlungen unterliegen den Strafbestimmungen des Urheberrechtsgesetzes.

Steinkopff Verlag Darmstadt
ein Unternehmen von Springer Science+Business Media

www.steinkopff.springer.de

© Steinkopff Verlag Darmstadt 2006

Die Wiedergabe von Gebrauchsnamen, Handelsnamen, Warenbezeichnungen usw. in diesem Werk berechtigt auch ohne besondere Kennzeichnung nicht zu der Annahme, dass solche Namen im Sinne der Warenzeichen- und Markenschutz-Gesetzgebung als frei zu betrachten wären und daher von jedermann benutzt werden dürften.

Produkthaftung: Für Angaben über Dosierungsanweisungen und Applikationsformen kann vom Verlag keine Gewähr übernommen werden. Derartige Angaben müssen vom jeweiligen Anwender im Einzelfall anhand anderer Literaturstellen auf ihre Richtigkeit überprüft werden.

Redaktion: Sabine Ibkendanz   Herstellung: Klemens Schwind
Umschlaggestaltung: design & production GmbH, Heidelberg
Satz: K + V Fotosatz GmbH, Beerfelden
SPIN 11379805   85/7231-5 4 3 2 1 0 – Gedruckt auf säurefreiem Papier

Vorwort

Chirurgen unserer Tage interessieren sich im Zusammenhang mit der Diagnostik und Therapie bei ihrer operativen Tätigkeit zusehends für das Lymphgefäßsystem. Wir begegnen diesem täglich auf Schritt und *Schnitt*, auch wenn wir seine Strukturen in der Gliedmasse nicht erkennen können. Eigene klinische Erfahrungen mit lymphostatischen Symptomen und verfeinerte Hilfsuntersuchungen erweitern das allgemein-chirurgische Handeln in dieser Richtung. Besonders augenfällig ist dies in der Gefäßchirurgie.

Im Alltag begegnen wir u. a. folgenden Gegebenheiten lymphologischer Prägung:

- Postoperative, globale sekundäre Lymphödeme in der Extremitätenchirurgie (Orthopädie/Gefäßchirurgie) und lokale sekundäre Lymphödeme neben Ersteren in der Traumatologie.
  Als prophylaktische Konsequenz wurde der Begriff *Zugangslymphologie* geprägt. Im vaskulären Bereich spielt er für die periphere Arterien- und die konventionelle Varizenchirurgie eine Rolle.
- Infektiöse Komplikationen der Lymphostase (bakteriell, mykotisch, parasitär).
  Speziell lymphgängige Chemotherapeutika und Antibiotika können therapeutisch erfolgreich integriert werden.
- Lymphologische Komponenten rund um die chronische Wunde: postoperative Sekundärheilungen und Ulcera cruris im weitesten Sinne.
  Besondere Berücksichtigung verlangt die Unterscheidung von Wundgrund, Wundrand und Wundumgebung in der Geschwürpathologie.
- Lymphologische Parameter zur Abschätzung infektiöser Komplikationen und postoperativer Schwellungen vor geplanten Eingriffen:
  - Narben im Abstromgebiet der oberflächlichen Lymphgefäße
  - Subtile vorbestehende Symptome primärer und sekundärer Lymphödeme [z. B. die aufgehobene Faltbarkeit der Dorsalhaut an den Zehen, insbesondere Zehe II (Zeichen von

Stemmer)], Fußmykosen, charakteristisch hautfarbene harte Schwellung
- Vorbestehende lokale Lymphödeme und Ulzera mit ihrer Gefahr infektiöser Lokalexplosionen
- Lymphologische Folgen rezidivierender Entzündungen im Rahmen des „Diabetischen Fußes".

Therapeutisch erprobte Maßnahmen sind manuelle Entstauungen, Hautschutz und Hautpflege, insbesondere auch für die Zeit danach.

Dem Initiator einer Sitzung im Rahmen des 19. Gefäßchirurgischen Symposiums (Berlin 2.–6. 11. 2004), Prof. Wolfgang Hepp, gebührt in vaskulärer Sicht ein ganz spezieller Dank für die Erweiterung unseres chirurgischen Denkens um die Gesichtspunkte der allgemeinen und speziellen Lymphologie.

Zürich, im Juni 2006
Für die Herausgeber dieses Kongressbandes: URS V. BRUNNER

Inhaltsverzeichnis

▎ **Primäres Lymphödem –**
Differenzialdiagnosen, Diagnostik und Therapie 1
V. A. Czaika, A. Gussmann

▎ **Lymphologische Gesichtspunkte**
der chronischen Wunde 13
U. V. Brunner

▎ **Hautpflege über chronischer Lymphostase** 19
Th. Eberlein

▎ **Einfluss von arteriellen Bypassrekonstruktionen**
auf die Lymphdrainage bei Patienten
mit peripherer arterieller Verschlusskrankheit 27
Th. Krössin, R. I. Rückert

▎ **Lymphatische Komplikationen**
nach peripheren arteriellen Gefäßrekonstruktionen ... 35
J. Hanzlick

▎ **Physiotherapeutische Möglichkeiten**
bei postoperativen Ödemen
nach arterieller Gefäßrekonstruktion 45
B. Heinig, H.-J. Florek

▎ **Manuelle Maßnahmen rund um die Wundheilung**
aus lymphologischer Sicht 57
P. Staudinger

▎ **Chirurgische Maßnahmen zur Beseitigung lympho-**
statischer Schwellungen – Erfolge und Misserfolge –
Mikrochirurgisch-rekonstruktiver Ansatz 61
R. G. H. Baumeister

Autorenverzeichnis

Prof. Dr. Dr. R. G. H. Baumeister
Plastische, Hand-, Mikrochirurgie
Chirurgische Klinik und Poliklinik
Klinikum der Universität
München, Großhadern
Marchioninistraße 15
81377 München

Prof. Dr. U. V. Brunner
Im Schübeldörfli 8
CH-8700 Küsnacht
Schweiz

Dr. V. A. Czaika
HUMAINE-Klinikum
Kompetenzzentrum
für Gefäßmedizin
Pieskower Straße 33
15526 Bad Saarow

Dr. Th. Eberlein
Dermatologe/Venerologe –
Allergologe
Prinzregentenufer 13
90489 Nürnberg

Dr. H.-J. Florek
Krankenhaus Dresden-
Friedrichstadt
Klinik für Gefäßchirurgie
Friedrichstraße 41
01067 Dresden

Dr. A. Gussmann
HUMAINE-Klinikum
Kompetenzzentrum
für Gefäßmedizin
Pieskower Straße 33
15526 Bad Saarow

Dr. J. Hanzlick
Fachbereich Gefäßchirurgie
Krankenhaus St. Josef
Landshuter Str. 65
93051 Regensburg

Birgit Heinig
Zentrale Abteilung Physiotherapie
Krankenhaus Dresden-
Friedrichstadt
Friedrichstraße 41
01067 Dresden

Dr. Th. Krössin
Klinik für Nuklearmedizin
Campus Mitte Charité
Universitätsmedizin Berlin
Schumannstraße 20/21
10117 Berlin

PD Dr. R. I. Rückert
Klinik für Chirurgie/Gefäßmedizin
Franziskus-Krankenhaus
Budapester Straße 15–19
15526 Berlin

P. Staudinger
TIPS
Stralsunder Straße 2
25436 Tornesch

Primäres Lymphödem
Differenzialdiagnosen, Diagnostik und Therapie
V. A. Czaika, A. Gussmann

▌ Primary lymphedema – differenzial diagnoses, diagnostics and therapy

▌ **Summary.** In the differenzial diagnosis of symmetric limb edema, primary lymphedema is a rare but important diagnosis. Therapeutic success and prognosis depend upon early diagnosis. According to Foeldi, lymphedema is classified into stages 0 to III. Final complications of chronic limb lymphedema include "elephantiasis", lymphatic ulceration and malignant degeneration. Early stages are often misjudged as cardiac decompensation, thrombosis or obesity. Secondary lymphedema, obesity, phlebedema and lipedema are the most important differenzial diagnoses. Differentiation between primary and secondary lymphedema is indispensable for optimal therapy. Primary lymphedema is also called familiar or hereditary lymphedema. With respect to first manifestation, a congenital type Nonne-Milroy is differentiated from an adult type Meige. Lymphedema is a pathological interstitial accumulation of lymphatic fluid. Lower limbs are mainly affected by primary lymphedema. It is caused by a hereditary lack or complete absence of the lymphatic vessel system. Clinical signs are a bilateral but asymmetric tumefaction of both lower limbs, absence of pressure pain and absence of affusion of blood. Tumefaction of the instep with positive sign of Kaposi-Stemmer is very characteristic of primary lymphedema. Primary lymphedema cannot be cured by diet. Recidivous erysipelas of the lower limbs is one of the most important complications of primary lymphedema. In generally only one extremity is affected by secondary lymphedema. Often secondary lymphedema is symptomatic of bacterial, parasitic or malignant diseases. On the other hand, it can be an after-effect of operation or radiotherapy. Differential diagnostics of secondary lymphedema include microbiology, computer tomography, color-duplex sonography, i.a.-angiography and MRI. Angiography and scintigraphy of lymphatic vessels are reserved for special cases. All together primary lymphedema remains a clinical diagnosis characterized by the Foeldi stages. Treatment of primary lymphedema includes early manual lymphatic dränage, decrease in weight, exercise, prevention or therapy of skin infections. Currently, primary lymphedema cannot be cured in causality.

▌ **Zusammenfassung.** In der Differenzialdiagnostik der symmetrischen Beinschwellungen ist das primäre Lymphödem eine seltene, aber hinsichtlich der richtigen Auswahl prognoseentscheidender frühzeitiger Therapiestrategien wichtige Diagnose. Nach Foeldi werden beim Lymphödem die Stadien 0–III unterschieden. Endzustände sind gekennzeichnet durch irreversible Fibrosklerose mit massiver eiweißreicher Flüssigkeitseinlagerung („Elefantiasis") bis hin zu Ulzerationen. Das lymphostatische Ulkus mit Gefahr der malignen Entartung ist eine gefürchtete Komplikation. Die Frühformen werden nicht selten als kardiale Dekompensation, Thrombose oder Adipositas verkannt. Das Lipödem und das Phlebödem sind differenzialdiagnostisch vom Lymphödem abzugrenzen. Die Unterscheidung in primäres und sekundäres Lymphödem ist notwendig, um optimal behandeln zu können. Als primär werden die familiären bzw. hereditären Lymphödeme bezeichnet. Sie werden bezüglich des Manifestationszeitpunkts in den kongenitalen Typ Nonne-Milroy und den erst später symptomatischen Typ Meige unterschieden. Das primäre, hereditäre Lymphödem ist Folge einer fehlenden bzw. nur geringgradigen Anlage des Lymphgefäßsystems mit unzureichender Transportkapazität. Klinische Kennzeichen sind eine Beinbetonung mit relativer Asymmetrie, fehlender Druckschmerz, fehlende Hämatomneigung und typische Fußrückenschwellung mit positivem Kaposi-Stemmer-Zeichen. Das Lymphödem ist diätetisch nicht korrigierbar. Gerade lange bestehende und nicht oder nicht ausreichend behandelte primäre (hereditäre) Lymphödeme der unteren Extremitäten weisen hohe Komplikationsraten auf. Klinisch besonders bedeutsam ist in diesem Zusammenhang das rezidivierende Erysipel. Sekundäre Lymphödeme betreffen meist einzelne Extremitäten. Sie können einerseits diagnoseweisendes Leitsymptom larvierter bakterieller, parasitärer und maligner Erkrankungen sein. Andererseits sind sie oft unvermeidbare iatrogene Folge von Operationen oder Strahlentherapie. Während Infektionen, Lymphadenopathien und Sklerosierungstherapie meist Lymphgefäßverschlüsse verursachen, resultieren bei benignen und malignen Tumoren, bei chronisch fibrosierenden Entzündungen (z. B. Morbus Crohn), bei Strahlenfibrose, bei größeren chirurgischen Eingriffen und bei Traumen eher Lymphgefäßstenosierungen. Die Klinik des primären Lymphödems erscheint meist eindeutig. Die zum Ausschluss des sekundären Lymphödems durchgeführte Diagnostik umfasst Mikrobiologie, Computertomographie, Duplexsonographie, Angiographie und MRT. Die zur Ursachenklärung herangezogene Lymphangiographie hat nur geringere Aussagekraft und bleibt Einzelfällen vorbehalten. Gleiches gilt auch für die Funktionsszintigraphie. Insgesamt bleibt das primäre Lymphödem eine klinische Diagnose mit den nach Foeldi beschriebenen Stadien. Frühzeitige Lymphdrainage, Gewichtsreduktion, Bewegung sowie Verhinderung oder Behandlung von sekundären Infektionen sind Eckpfeiler der präventiv orientierten Therapie. Das primäre Lymphödem ist bislang nicht kausal heilbar.

Anatomie und Pathophysiologie des Lymphgefäßsystems

Im Unterschied zu Arterien und Venen bildet das Lymphgefäßsystem einen offenen Kreislauf. Es dient dem Transport der lymphpflichtigen Last von peripher nach zentral. Dabei handelt es sich um über das venöse System nicht gängige Plasmaproteine, Wasser, Zellen, Fettsäuren und Fremdstoffe. Die arteriell der Peripherie zugeführte Blutflüssigkeit wird zu 10% als Lymphe durch das klappentragende Drainagesystem der Lymphgefäße über den Ductus thoracicus in den Venenwinkel zurückgeführt. Dieser nimmt die 2 mm durchmessenden Lymphstämme auf, die ihrerseits von bis 0,5 mm großen so genannten initialen Lymphgefäßen gespeist werden. Diese wiederum sammeln zunächst eine Prälymphe in netzartigen Strukturen, die erst aus prälymphatischen Kanälen, dann aus Lymphkapillaren und schließlich aus Präkollektoren bestehen. Die T- und B-Lymphozyten prägenden Lymphknoten sind die „Filterstationen", in denen die Lymphe das Immunsystem kontaktiert. Die normale Transportkapazität des Lymphgefäßsystems liegt bei 2-4 l/Tag. Kommt es irgendwo an diesem Halbkreissystem von peripher nach zentral zur Abflussstörung, sammelt sich interstitiell eiweißreiche Flüssigkeit (>1 g Protein/l). Neben der flüssigkeitsbedingten Volumenzunahme führt die chronische Proteinakkumulation schließlich zur irreversiblen Sklerosierung des betroffenen Gewebes [9, 14].

Ätiologie des Lymphödems – primär und sekundär

Das *primäre Lymphödem* resultiert aus einer Entwicklungsstörung der Lymphgefäße oder der Lymphknoten, deren Folge die reduzierte Transportkapazität des lymphatischen Systems bei normaler lymphpflichtiger Last ist. In aller Regel bestehen eine Hypoplasie, seltener eine Aplasie der Lymphkollektoren oder eine Hypoplasie der Sammelgefäße. Gelegentlich wird eine Lymphknotenhyperplasie beobachtet.

Eine Vielzahl von Erkrankungen oder Noxen kann die Lymphtransportbahn schädigen oder verschließen und dadurch ein *sekundäres Lymphödem* hervorrufen. Während in weltweiter Dimension die Filariose häufigste Ursache eines infektionsbedingten Lymphgefäßverschlusses darstellt, ist in Europa das rezidivierende Erysipel durch Streptokokken und zunehmend auch durch Staphylokokken hauptsächlich verantwortlich. Das Lymphogranuloma inguinale, die Tuberkulose, die Leishmaniose, die Echinokokkose, der rezidivierende Herpes simplex und die Bilharziose sind infektologisch ebenfalls bedeutsam. Sowohl Lymphabflussbehinderung als auch vollständiger Lymphgefäßverschluss können im Gefolge chronisch entzündlicher Erkrankungen wie beim Morbus Crohn oder bei benignen oder malignen Tumoren auftreten. Lymphabflussbehinderungen sind oft auch iatrogene Folge einer Strahlentherapie oder größerer chirurgischer Eingriffe mit Lymphonodektomie oder Lymphbahndurchtrennung. Schließlich führt auch die Fibrosklerose beim chronischen Phlebödem zum sekundären Lymphstau [6, 13].

Exemplarische Kasuistik

Die Notaufnahme der 66-jährigen Patientin erfolgte unter der Verdachtsdiagnose einer tiefen Beinvenenthrombose, für die lange Bettlägerigkeit ursächlich schien. Die lang dauernde Immobilisation aber war nach genauer Anamneseerhebung auf die Gehbehinderung durch die Beinschwellungen mit den Cha-

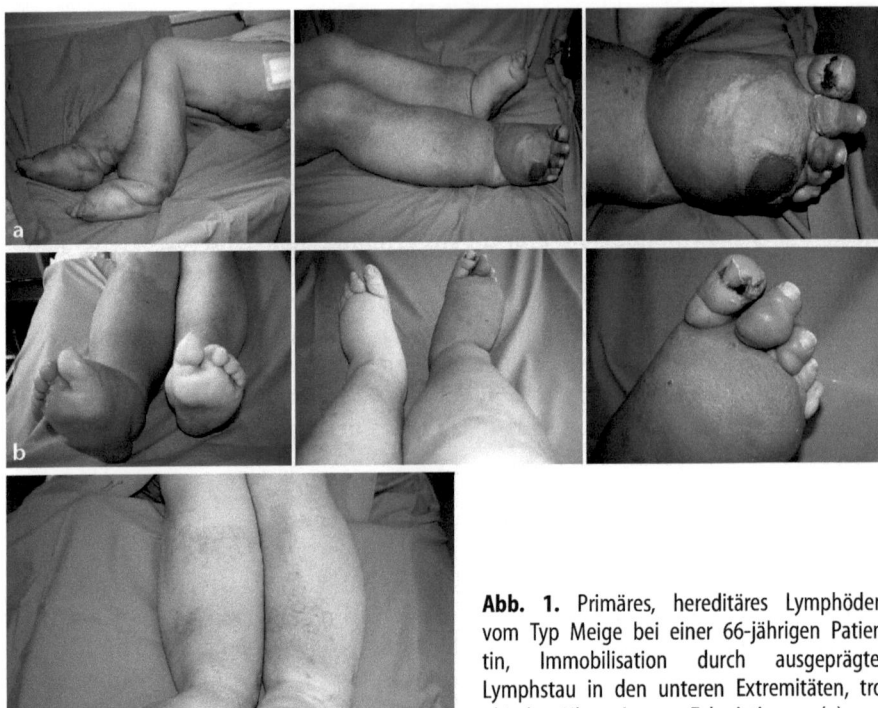

Abb. 1. Primäres, hereditäres Lymphödem vom Typ Meige bei einer 66-jährigen Patientin, Immobilisation durch ausgeprägten Lymphstau in den unteren Extremitäten, trophische Ulzerationen, Exkoriationen (**a**) und Erysipel (**b**) als typische Komplikationen, intaktes Integument ist Voraussetzung für effektive Lymphdrainage (**c**)

rakteristika eines höhergradigen Lymphödems zurückzuführen. Langsam progrediente Beinschwellungen waren seit dem 16. Lebensjahr dokumentiert. Rezidivierende Erysipele bei schlecht heilenden Exkoriationen am Fuß hatten zur Lymphödemverstärkung beigetragen.

Duplexsonographisch gelang der Thromboseausschluss. EKG, Echokardiographie, Thoraxröntgen und Spirometrie blieben ohne Hinweis auf eine kardiopulmonale Ursache der Ödeme. Die unauffälligen Befunde in Paraklinik (keine Bluteosinophilie!), Mikrobiologie, Infektionsserologie, Endoskopie, MR-Angiographie, klassischer Angiographie und das Abdomen-CT schlossen insbesondere eine parasitäre oder tumoröse Genese des Lymphödems aus.

Nach Abheilung des Erysipels unter Antibiose und Lokaltherapie wurde eine manuelle Lymphdrainagetherapie mit apparativer Unterstützung (Lymphomat®) im Intervall eingeleitet. Auf eine Lymphangiographie wurde wegen der ersichtlichen Anamnese, der pathognomonischen Klinik, vor dem Hintergrund des zunehmenden Therapieerfolgs sowie wegen des hohen Risikos zusätzlicher iatrogener Schädigung des lymphatischen Systems verzichtet. In Gesamtschau von Anamnese, Klinik und Diagnostik wurde die Diagnose eines familiären tardiven Lymphödems vom Typ Meige im klinischen Stadium II, beginnend III, nach Foeldi gestellt (Abb. 1).

Einteilung

Primäres Lymphödem

Synonyme sind hereditäres Lymphödem, familiäres Lymphödem.
Der Zeitpunkt der Erstmanifestation differenziert den kongenitalen Typ Nonne-Milroy vom erst später symptomatischen Typ Meige. Das kongenitale Lymphödem tritt unmittelbar post partum, zumindest aber innerhalb der ersten 3. Lebensmonate auf. Bei der Spätmanifestation wird das Auftreten vor dem 30. Lebensjahr als Lymphödema praecox, das Auftreten nach dem 30. Lebensjahr als Lymphödema tardum bezeichnet [5].

Klinische Kategorien

In der Progredienz des Lymphödems werden nach Földi u. Kubik [3] die klinischen Stadien 0–III unterschieden (Tabelle 1).
Üblicherweise sind die Extremitäten betroffen. Das primäre Lymphödem manifestiert sich hauptsächlich an den Beinen. Meist setzt die Weichteilschwellung langsam ein, beginnend an den Zehen, Fußrücken und Knöcheln. *Stadium 0* beschreibt das beginnende weiche Ödem, welches im *Stadium I* manifest wird, aber noch immer spontan oder passiv (z.B. Hochlagerung) vollständig reversibel ist. Erst im *Stadium II* beginnen morphologische Veränderungen durch dermale Fibrose, eine partielle Reversibilität des kaum noch eindrückbaren Ödems ist nur durch intensive und dauerhafte aktive Entstauung (manuelle Lymphdrainage) möglich. Das *Stadium III* bezeichnet die lymphostatische „Elefantiasis", die Ausdruck eines irreversiblen massiven Lymphödems bei ausgeprägter Fibrosklerose der Kutis und Subkutis ist. Die Haut erscheint massiv verdickt (Pachydermie) und entwickelt flächig-warzige Effloreszenzen (Papillomatosen) (Abb. 2).
Geradezu pathognomonisch für das Lymphödem und differenzialdiagnostisch wichtig ist das positive Kaposi-Stemmer-Zeichen als Ausdruck sowohl des Ödems als auch des durch Eiweißeinlagerung fibrotisch veränderten Gewebes. Aufgrund der derben Schwellung der Zehenrücken sind Hautfalten nicht mehr anhebbar (Abb. 3).

Tabelle 1. Stadien des Lymphödems nach Földi

Stadium	Klinik
0	Inzipientes, weiches Ödem, reversibel
I	Manifestes, weiches Ödem, spontan reversibel
II	Ödem, wenig eindrückbar, dermale Fibrosklerose, kaum reversibel
III	Lymphostatische „Elefantiasis", Pachydermie, Papillomatosis cutis lymphostatica, irreversibel Komplikation: lymphatisches Ulkus Hohes Risiko: maligne Entartung (z.B. Lymphangiosarkom)

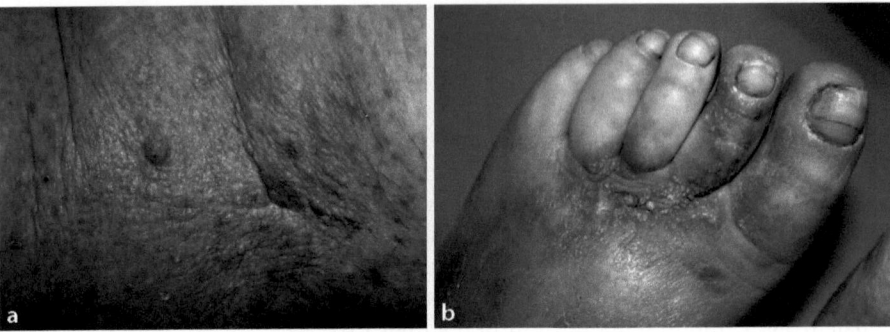

Abb. 2. Pachydermie (a) und Papillomatose (b) als Stauungsphänomene bei Lymphödem

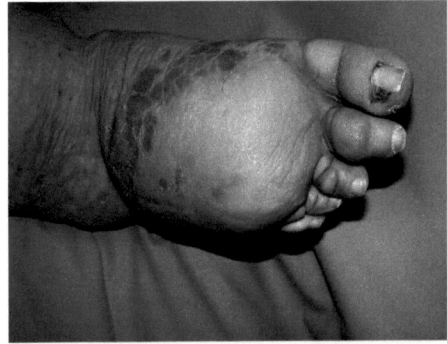

Abb. 3. „Kastenzehen" bei Lymphödem, derbe, nicht abhebbare Schwellung v. a. des Digitus II (Kaposi-Zeichen)

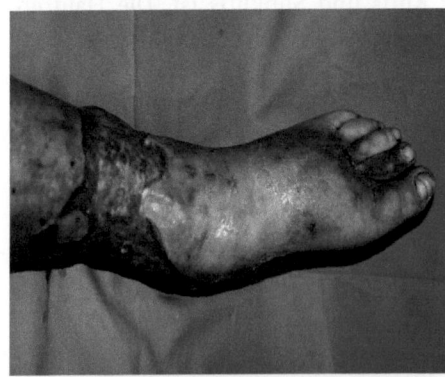

Abb. 4. Lymphatisches Ulkus

Komplikationen

Patienten mit latentem oder manifestem Lymphödem neigen zu häufig rezidivierenden Erysipelen. Nicht nur die akute Lokalinfektion mit möglicher Systembeteiligung, sondern auch die zusätzliche sekundäre Lymphgefäßschädigung stellen hier ernst zu nehmende Komplikationen dar (Abb. 1b). Lymphostatisch bedingte Ulcera crurum sind besonders therapieresistent (Abb. 4).

Der chronische Entzündungszustand kann zur Gewebemetaplasie bis hin zum gefürchteten und in der Regel infausten Lymhosarkom führen (Tabelle 1) [7].

Diagnostik

Laboruntersuchungen

Das Blutbild einschließlich der Entzündungsparameter und die mikrobiologische Untersuchung von Läsionen helfen, typische primäre Infektionen zu erkennen. Eosinophilie gilt als Hinweis auf parasitäre Erreger. Beim rezidivierenden Erysipel stellen sich sowohl die Entzündungsparameter als auch die klinische Symptomatik oft wenig signifikant dar.

Bildgebung

Die früher gebräuchliche direkte Lymphographie ist obsolet, da die nur geringe diagnostische Aussagekraft im ungünstigen Verhältnis zur hohen Komplikationsrate mit der Gefahr der zusätzlichen sekundären Schädigung des Lymphgefäßsystems steht. Auch die quantitative Lymphszintigraphie mit Aussagen zur Dynamik und Kapazität des Lymphgefäßsystems gehört nicht zur Routinediagnostik. Die Duplexsonographie mittels 13-MHz-Schallkopf mit dem Ziel der Differenzialdiagnose subkutaner Fettgewebeschwellungen ist in der Entwicklung und steht einer sicheren Beurteilung derzeit noch nicht zur Verfügung.

Duplexsonographie, digitale Subtraktionsangiographie, MR-Angiographie, Abdomensonographie, CT und MRT dienen der Abklärung der oben genannten primären Ursachen beim sekundären Lymphödem. Gleichzeitig sind sie bei der Ursachendifferenzierung kombinierter Beinschwellungen unverzichtbar [4, 12].

Klinische Differenzialdiagnose

Die Unterscheidung von primärem oder sekundärem Lymphödem ist therapieentscheidend und steht daher im Vordergrund des diagnostischen Interesses. Gleichzeitig gilt es, mögliche Komplikationen zu erkennen.

Obwohl im typischen Fall eine klinische Blickdiagnose, stellt das primäre Lymphödem eine Ausschlussdiagnose nach sicherer differenzialdiagnostischer Abgrenzung anderweitiger Extremitätenschwellungen dar. Insgesamt bleibt es eine klinische Diagnose mit den nach Foeldi beschriebenen Stadien. Ein Leitsymptom ist das Kaposi-Stemmer-Zeichen: Von den derb geschwollenen Zehenrücken („Kastenzehen") oder Fingerrücken kann keine Hautfalte abgehoben werden. Das Lymphödem lässt sich initial nur elastisch und später gar nicht mehr eindrücken. Das Phlebödem bei chronisch venöser Insuffizienz oder bei kardialer Dekompensation dagegen hinterlässt zeitweilige Impressionen auf Druck (Abb. 5).

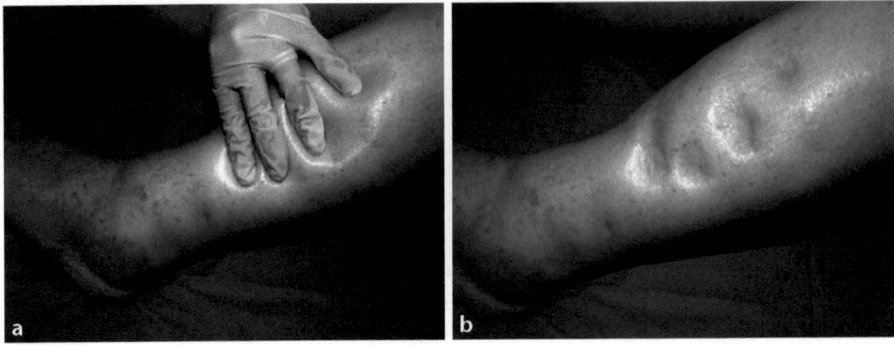

Abb. 5. Kardiogenes Phlebödem, manuelle Impression (a) vorübergehendes Bestehen derselben (b)

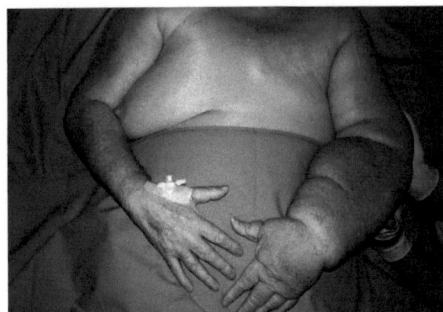

Abb. 6. Ipsilaterales sekundäres Lymphödem nach Ablatio mammae und Lymphonodektomie links nach Mammakarzinom bei einer 71-jährigen Patientin ohne adäquate physiotherapeutische Versorgung im häuslichen Mileu, erhebliche Funktionseinschränkung der betroffenen Extremität durch die elastische Schwellung, auffällig: Seitendifferenz und Funktionseinschränkung

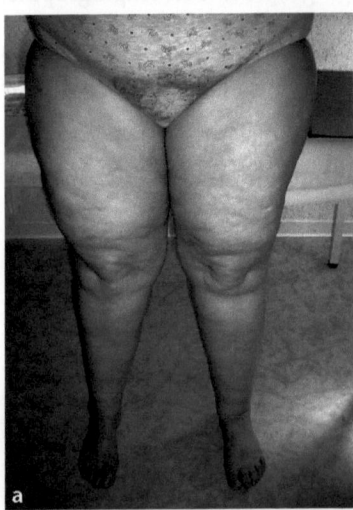
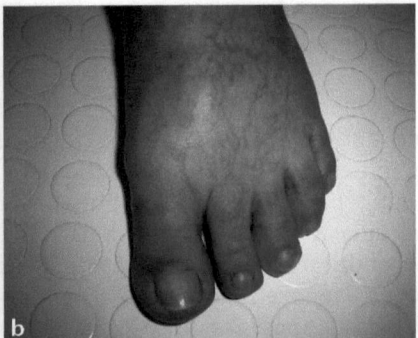

Abb. 7. Lipödem bei 72-jähriger Patientin, typischer „Karotten" bzw. „Reithosenaspekt" (a), fehlendes Fußrückenödem (b), Foto von Dr. med. A. Demmig, Angiologie, Dahlwitz-Hoppegarten, Kooperationspartner des Kompetenzzentrums für Gefäßmedizin

Tabelle 2. Differenzialdiagnose von Lymphödem und Lipödem

Symptom	Lymphödem	Lipödem
▌ Symmetrie	–	+
▌ Druckschmerz	–	+
▌ Erysipele	+	–
▌ Hämatome	–	+
▌ Fußrückenödem	+	–
▌ Kaposi-Stemmer-Zeichen	+	–

Im Gegensatz zum ursachenbedingt meist auf einzelne Extremitäten oder Körperregionen beschränkten sekundären Lymphödem (Abb. 6) besteht beim primären Lymphödem immer Beidseitigkeit. Dennoch ist dieses nie ganz symmetrisch, die relative Asymmetrie betont zumeist die linke untere Extremität.

Klare Symmetrie hingegen charakterisiert das *Lipödem*, das bei flüchtiger Betrachtung durch ebenfalls teils monströse Extremitätenschwellung dem primären Lymphödem sehr ähnelt. Es handelt sich um eine krankhafte, angeborene Fettverteilungsstörung. Es manifestiert sich bis zum 27. Lebensjahr und betrifft nur Frauen. Eine „reithosenartige" Schwellung der Beine reicht von den Cristae iliacae nur bis zu den Malleolen („Malleolarkragen"), die Füße wirken dabei schlank und grazil (Abb. 7).

Anders als beim Lymphödem sind die Schwellungen druckschmerzhaft, eine erhöhte Gefäßfragilität bewirkt Hämatomneigung. Erysipele sind selten (Tabelle 2). Bei längerem Bestehen entwickelt sich eine dynamische Insuffizienz, in

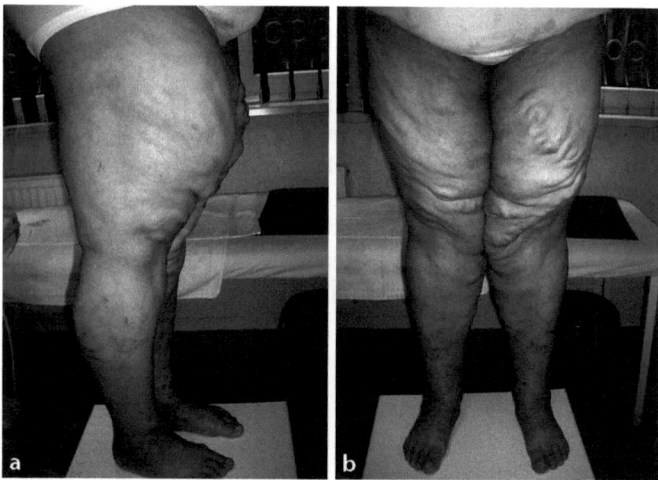

Abb. 8. Lipphlebödem einer 69-jährigen Patientin, typische Karottenkonfiguration der Fettverteilung (**a**) monströse variköse Venenkonvolute (**b**), Foto von Dr. med. A. Demmig, Angiologie, Dahlwitz-Hoppegarten, Kooperationspartner des Kompetenzzentrums für Gefäßmedizin

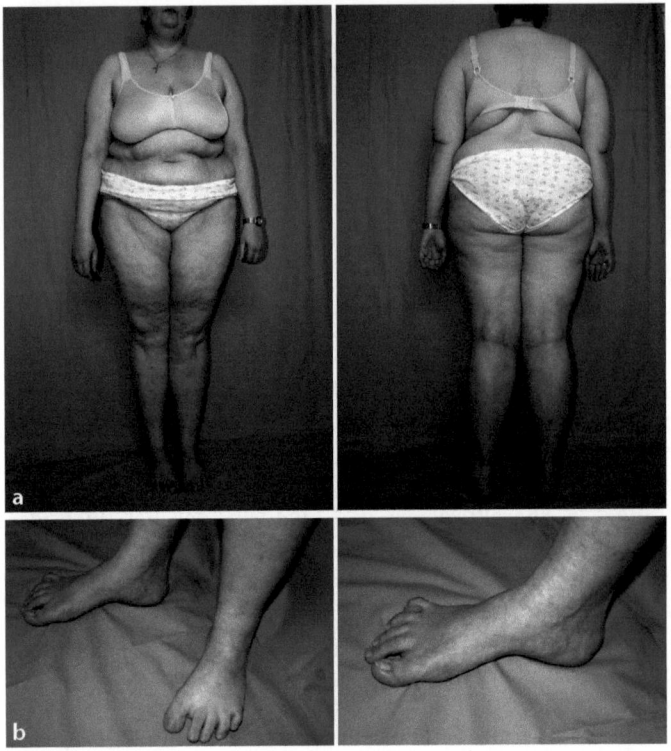

Abb. 9. Adipositas, Stemmfettbetonung – „Apfeltyp" (**a**), schlanke Unterschenkel und Füße (**b**)

deren Folge sich ein sekundäres Lymphödem auflagert, es entsteht ein Liplymphödem.

Ist ein Phlebödem vergesellschaftet, spricht man vom *Lipphlebödem* (Abb. 8) bzw. von einem *Lipphleblymphödem*.

Die dynamische Insuffizienz ist Folge einer strukturellen Drainageschwäche. Das gut durchblutete Fettgewebe besitzt selbst keine Lymphkapillaren und kann die unphysiologische Menge an Blutultrafiltrat durch kapilläre Drainage nicht bewältigen.

Symmetrie kennzeichnet auch die alimentäre *Adipositas*, die ebenfalls zu den häufigen Fehldiagnosen zählt. Sie kann im Unterschied zu Lymphödem und Lipödem diätetisch korrigiert werden (Abb. 9) [2].

Kombinationsformen sind häufig, sie entstehen meist mit zunehmendem Lebensalter.

Therapie

Ihre zentrale Säule beim primären Lymphödem ist die regelmäßige manuelle Lymphdränage. Dabei kann deren apparative Form lediglich Ergänzung, nicht jedoch Alternative der manuellen Lymphdrainage sein. Die Massage richtet sich von distal nach proximal. Eine konsequente Kompressionsstrumpfbehandlung (Klasse III–IV) unmittelbar nach Lymphdränage unter Einbeziehung der Finger und Zehen dient der Sicherung des Drainageergebnisses. Dauerhaft sind maßgeschneiderte Kompressionsstrümpfe empfohlen. Die durch die von Foeldi u. Kubik [3] geforderte komplexe Entstauungstherapie erzielte Reduktion des Ödemvolumens schafft Mobilität, vermindert das Komplikationsrisiko hinsichtlich rezidivierender Erysipele und bedeutet Prävention gegen das besonders therapieresistente und mit malignem Entartungsrisiko behaftete lymphostatische Ulcus cruris. Bewegungsübungen unterstützen die übrigen physiotherapeutischen Maßnahmen. Die medikamentöse Wirkung von Natriumselenit oder von Benzopyron ist umstritten. Bei gleichzeitig bestehender alimentärer Adipositas ist Gewichtsreduktion dringlich notwendig [11].

Großer Wert sollte auf die zu behandelnden Komplikationen gelegt werden. Rezidivierende Erysipele sollten immer systemisch antibiotisch therapiert werden. Eine Langzeitantibiose (z. B. Erythromycin peroral) zum Schutz vor Rezidiven ist indiziert. Eine rückfettende Hautpflege verhindert Austrocknung und die Entstehung von Mikroläsionen als potenzielle Eintrittspforten für Erysipele verursachende Keime. Aus dem gleichen Grund müssen Interdigitalmykosen, Rhaghaden und Ulzerationen saniert werden [8].

Beim lymphostatischen Ulkus mit hohem Risiko maligner Entartung erfolgt die Nekrektomie. Chirurgische Interventionen am Lymphgefäßsystem etwa in Analogie zur Phlebologie sind bislang nicht erfolgreich [7].

Lymphödeme, insbesondere primäre, nehmen einen chronischen, oft progredienten Verlauf. Eine Heilung ist nicht möglich. Daher sollten die Patienten hinsichtlich präventiver Verhaltensmaßregeln beraten werden. Wesentlich erscheint die Selbstverantwortlichkeit beim Schutz vor Verletzungen, beim Meiden von körperlicher Überlastung, bei der Vorsicht vor Überwärmung oder Unterkühlung sowie bei der Verminderung von alimentärem Übergewicht. Psychotherapeutische Intervention kann hilfreich sein.

Literatur

1. Azurdia RM, Guerin DM, Verbov JL (1999) Chronic lymphoedema and angiosarcoma. Clin Exp Dermatol 24:270–272
2. Cornely ME (2002) Lipödem und Lymphödem. In: Plewig G, Prinz J (Hrsg) Fortschritte der praktischen Dermatologie 2002. Springer, Berlin Heidelberg New York, S 255–263
3. Földi M, Kubik S (1991) Lehrbuch der Lymphologie. Fischer, Stuttgart
4. Fries R (2004) Ursachensuche bei generalisierten und lokalisierten Ödemen. MMW Fortschr Med 146:39–41
5. Gragnani SG, Michelotti F, Rocca R, Sardi R, Bardini N (1999) Primary congenital lymphedema. A case report. Minerva Pediatr 51:217–219

6. Lubach D, Rautenfeld DB von (1994) Primäre und sekundäre Lymphödeme, Lymphangitis, Lymphangiose, Lymphangiodysplasien. In: Alexander K (Hrsg) Gefäßkrankheiten. Urban & Schwarzenberg, München Wien Baltimore
7. Lubach D, Rautenberg DB von (1999) Erkrankungen der Lymphgefäße. In: Lehnert H, Schuster H-P (Hrsg) Thiemes Innere Medizin - TIM. Thieme, Stuttgart New York, S 130-136
8. Orfanos CE, Garbe C (2001) Bakterielle Infektionen der Haut. In: Orfanos CE, Garbe C (Hrsg) Therapie der Hautkrankheiten. Springer, Berlin Heidelberg New York, S 13-15
9. Renz-Polster H, Braun J (2001) Gefäße: Lymphgefäßsystem. In: Renz-Polster H, Braun J (Hrsg) Basislehrbuch Innere Medizin. Urban & Fischer, München Jena, S 238-241
10. Rockson SG (2001) Lymphedema. Am J Med 110:288-295
11. Szuba A, Rockson SG (1998) Lymphedema: classification, diagnosis and therapy. Vasc Med 1998:145-156
12. Vignes S, Priollet P (2002) Lymphologie 2002. Du diagnostic au traitement des lymphoedemes. Rev Med Interne [Suppl 3] 23:436-441
13. Weißleder H, Schuchardt C (1994) Erkrankungen des Lymphgefäßsystems. Kagerer, Kommunikation, Bonn, S 170-190
14. Witzleb E (1987) Funktionen des Gefäßsystems. In: Schmidt RF, Thews G (Hrsg) Physiologie des Menschen. Springer, Berlin Heidelberg New York, S 532-533

Lymphologische Gesichtspunkte der chronischen Wunde

U. V. Brunner

▪ Lymphological complications in chronic wounds

▪ **Summary.** A chronic wound, no matter what the origin, means a lesion of the local lymphatic vessel system in all its structures. Modern wound therapy responds to the resulting local, perifocal lymphedemas with directed wound care, skin care and slat duration, ligh dose antibiotics. A precondition is that perifocal swelling is recognized as a lymphological complication.

▪ **Zusammenfassung.** Die chronische Wunde jeglicher Genese verletzt das lokale Lymphgefäßsystem in allen seinen Strukturen. Die moderne Wundheilkunde trägt den daraus resultierenden lokalen, perifokalen Lymphödemen mit gezielten Wundauflagen, Hautpflege und mit antibiotischen Stößen Rechnung. Voraussetzung dafür ist die Erkennung perifokaler Schwellungen als lymphologische Komplikation.

▪ Einleitung

Die folgenden Ausführungen zu diagnostischen Erkenntnissen gehen auf die Jahre zurück, in welchen auf Lymphostase verdächtige Schwellungen, insbesondere an Beinen nach Unfällen, mit Farbstofftest und Lymphographie abgeklärt wurden.

Stand 1969 in der Habilitationsschrift des Autors [1], s. auch Brunner u. Wirth [4]. Obwohl diese Methoden seit Jahren verlassen sind, erlauben es ihre damaligen Resultate bis heute, für den aktuellen Einzelfall diagnostische, therapeutische und versicherungsmedizinische Konsequenzen zu ziehen [5]. In gefäßchirurgischer Sicht liegt deren Schwergewicht auf der Stufe des Beins. Die am Bein zu erörternden lymphologischen Zusammenhänge gelten entsprechend aber auch für Dekubitalgeschwüre am Stamm sowie nach resezierender Krebschirurgie am ganzen Körper. Der vorliegende Beitrag möge auch dazu dienen, „vergrabene" Übersichtsarbeiten des Autors in Erinnerung zu rufen.

Lymphologische Zusammenhänge

▌ Das oberflächliche Lymphgefäßsystem entlastet den epifaszialen Raum des ganzen Körpers von Proteinen und Fremdkörpern (lymphpflichtige Last nach Földi). Störungen des Lymphtransports führen zu proteinreichen Ödemen mit konsekutiver Neigung zu Infektsituationen.
▌ Strukturell gliedert sich das Lympfgefäßsystem in Kapillaren (Lymphgefäße 3. Ordnung), Präkollektoren (Lymphgefäße 2. Ordnung) und Kollektoren (Lymphgefäße 1. Ordnung).

Die regenerativen Reserven des Lymphgefäßsystems sind ebenso groß wie diejenigen der Arterien und Venen und basieren auf analogen Möglichkeiten zur Kompensation ausgefallener Stammgefäße. Die direkte End-zu-End-Vereinigung von Stümpfen der Sammelrohre ist zwar möglich, kommt aber höchstens nach scharfer Durchtrennung und primärer Wundheilung vor. In der Regel verläuft die anatomische Regeneration über Brückengefäße. Deren Leistungskraft erreicht in Analogie zu den beiden anderen Gefäßsystemen oft nicht mehr den funktionellen Normalzustand. Chronisch lymphostatische Schwellungsformen sind die Folge (Abb. 1).

Aus einem unterbrochenen, präfaszialen Sammelrohr des ventromedialen Bündels weicht die Lymphe zunächst retrograd in die reich verzweigten, subkutanen und kutanen Gefäße niedriger Ordnung der nicht verletzten Umgebung aus. Als entsprechendes Korrelat erscheint im Farbstofftest ein umschriebener Farbfleck (kutaner Reflux). Diesem typischen Stauungszeichen entspricht im Lymphogramm mit wasserlöslichem Kontrastmittel eine feingewo-

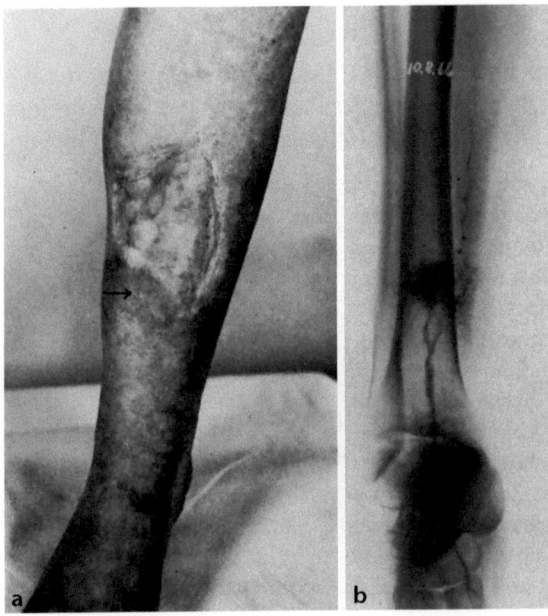

Abb. 1. Zustand nach prätibialer Quetschwunde rechts, umschriebene Insuffizienz der Regenerate, **a** abendliche kissenartige Schwellung unterhalb der Narbe (*Pfeil*), **b** im Bereich der Verletzung unterbrochene Sammelrohre, durch kugelförmigen Kollateralkreislauf (teilweise von Kontrastmittelpfütze verdeckt) überbrückt, Beispiel auch typisch für Zustand nach Ulcus cruris, aus Brunner (1969)

bene Wolke. Das kompensierende Kapillarwerk sucht dann seinerseits wieder direkten Anschluss am kranialen Stumpf oder über Präkollektoren an Sammelrohren des zugehörigen präfaszialen Bündels.

Gelegentlich ergießt sich die Lymphe undichter Sammelrohre in den interstitiellen Raum, was lymphographisch als Kontrastmittelpfützen (Abb. 1) imponiert. Dieser werden ihrerseits wieder durch Kapillaren abdrainiert.

Die Anschlussgefäße beginnen sich schließlich infolge Überbelastung ihrer Transportkapazität zu schlängeln und zu erweitern. Insuffizienz des Klappenschlusses ist die Folge. Da ein Ausweichen nach der Muskelloge weitgehend entfällt, werden präfasziale Defektzonen so weit als möglich durch das oberflächliche Lymphgefäßsystem zu überbrücken versucht. Die gleichen Vorgänge führen auch zum lymphologischen Anschluss gestielter Vollhauttransplantate.

Diese prompten Regenerate nach Verletzungen unterliegen einer Reihe von Komplikationen der Wundheilung und Folgen der Lymphostase. Dadurch entsteht häufig ein Circulus vitiosus, in welchem der Lymphtransport nach zunächst funktionstüchtiger Überbrückung schließlich dennoch erliegt. Dies erklärt, warum sich im Rahmen radikaler Krebschirurgie mit oder ohne Nachbestrahlung sowie im Rahmen von Unfallfolgen oft erst nach Monaten oder Jahren noch ein Lymphödem einstellen kann. Begünstigende Faktoren hierbei sind:

- Deszendierende oder aszendierende Thrombose der Sammelrohre besonders bei Sekundärheilung mit Lymphangitis
- Rezidivierende Erysipele, wie sie auch in fibrosierten Bestrahlungsfeldern vorkommen, rezidivierende Lymphangitiden, Frakturosteomyelitiden und Sekundärheilungen würgen die Regenerate ab oder „dreschen" schubweise auf die Überbrückungsversuche des Organismus ein [2]
- Lymphostatische Erweiterung der distalen Sammelrohre mit Klappeninsuffizienz
- Lymphostatisch bedingte Wandfibrose der Lymphgefäße, Verdickung ihrer Basalmembran, elektronenmikroskopische Veränderungen am Endothel und perivaskuläre Vernarbung führen zu Störungen der afferenten und efferenten Permeabilität auf Stufen aller Kaliberordnungen
- Schrumpfung von Narben im tragenden Bindegewebe, z. B. Narbenfelder nach geheilten, bzw. epithelialisierten chronischen Wunden
- Chirurgische Zweiteingriffe (gilt insbesondere bei mehrzeitigen Eingriffen in der Gefäßchirurgie)

Die klinisch-lymphographische Analyse des traumatologischen Beobachtungsguts ergab, dass das ventromediale Bündel in der Leiste und in der medialen Kniegelenkregion besonders verwundbar ist (Engpässe des Lymphabflusses) – eine für die Wundheilkunde besonders wichtige Feststellung. In diesen Bereichen sind die Sammelrohre wie Garben gebündelt und deshalb insgesamt leicht zu treffen. In diesen Engstellen entfällt ferner aus anatomischen Gründen die Möglichkeit zu weit ausgedehnter Kompensation.

Im Unter- und Oberschenkel ist das ventromediale Bündel hingegen entfaltet, sodass hier nur breitflächige Ablederungs- und Quetschungsverletzungen den gesamten Abfluss stillzulegen vermögen. Unterbrüche einzelner Sammelrohre werden anatomisch zwar überbrückt, das funktionelle Resultat dieser Selbsthilfe des Organismus ist aber weitgehend ein quantitatives Problem. Wenn am medialen Unterschenkel normalerweise 1–2 Sammelrohre angetroffen werden, vermindert sich nach Ausfall eines Kollektors das Abflussvermögen um bis zu 50%. Im Oberschenkel, wo 8–12 Sammelrohre zur Verfügung stehen, wirkt sich die Unterbrechung eines einzigen davon klinisch nicht aus.

Außerdem ist funktionell von Bedeutung, wie stark die Dynamik des Lymphtransports in den kompensierenden Gefäßen niedriger Ordnung durch Wandveränderungen und perivaskuläres Narbengewebe gestört wird. Lokal veränderte Lymphkinetik ist ein Angriffspunkt für die konservativ-physikalische Therapie. Lymphographisch nachweisbare Brückengefäße bedeuten somit nicht zwangsläufig auch funktionelle Restitution.

Lokales Lymphödem

Die Erkenntnisse rund um diesen Begriff [2] erklären viele Komplikationen der Wundheilung. Die lokale, lymphostatische Schwellung in der Umgebung chronischer Wunden oder in Narbenfeldern zeigt harte, körperfarbene, abends schmerzhafte Schwellungskissen (Abb. 1).

Das eiweißreiche perifokale Lymphödem disponiert zu rezidivierenden, perifokalen Erysipelen, zu aszendierenden Lymphangitiden und zu Adenitiden. In der Wunde selbst vereiteln diese septischen Entzündungen regelmäßig bereits angelaufene Reparationsvorgänge [6]. Diese Disposition zu rezidivierenden Entzündungen betrifft in der Praxis v.a. sekundäre Wundheilungen nach inguinalen Zugängen in der Leiste, chronisch rezidivierende, phlebostatische Geschwüre am Unterschenkel und chronisch rezidivierende pedale/interdigitale Wunden bei Diabetes mellitus.

In der Gefäßchirurgie (arteriell und venös), die auf der Stufe der Gliedmaßen unerwünscht chronische Wunden hinterlässt, führte dies zu einem Atlas lymphschonender Zugänge [6] unter dem Begriff der *Zugangslymphologie* [3].

Fazit

Lymphologisch prophylaktisch und therapeutisch haben sich für die chronische Wunde mit perifokalem, lokalem, sekundärem Lymphödem folgende Maßnahmen erwiesen:
- hartnäckige Anwendung der lokalen Wundheilmittel gemäß Situation
- Hautpflege über der perifokalen chronischen Lymphostase [7]
- kurzfristige antibiotische Schübe mit lymphgängigen Produkten.

Literatur

1. Brunner U (1969) Das Lymphödem der unteren Extremitäten. Huber, Bern Stuttgart Toronto
2. Brunner U (1971) Lokale posttraumatische Oedeme als Folge von Verletzungen der Lymphgefäße zweiter und dritter Ordnung. Forum Medica (Zyma) 15:68-73
3. Brunner U, Clodius L (2006) Zugangslymphologie. In: Brunner U (Hrsg) Chirurgische Operationslehre, Bd XIII: Gefäßchirurgie. Urban & Schwarzenberg, München Wien Baltimore
4. Brunner U, Wirth W (1971) Wert des Farbstofftests und der Lymphangiographie zur Beurteilung von Kausalität und Therapie des posttraumatischen Lymphödems der Beine. Schweiz Med Wochenschr 101:1354-1358
5. Brunner U, Wirth W (1976) Spätfolgen nach Verletzungen der Lymphgefäße. In: Zenker R, Deucher F, Schink W (Hrsg) Chirurgie der Gegenwart, Bd IV. Urban & Schwarzenberg, München Wien Baltimore
6. Brunner U, Geroulanos St, Leu HJ (1988) Infektlymphologie und Zugangslymphologie – Zwei neue Begriffe in der peripheren Gefäßchirurgie. Vasa 17:275-282
7. Eberlein Th (2006) Hautpflege über chronischer Lymphostase. In: Hepp W, Brunner UV, Gußmann A (Hrsg) Lymphologische Gesichtspunkte in der Gefäßchirurgie. Steinkopff, Darmstadt, S 19-25

Hautpflege über chronischer Lymphostase

Th. Eberlein

▌ Skin care in chronic lymphostasis

▌ **Summary.** Skin care plays an important role in therapy of patients with chronic lymphedema and marks an integrated part in concept of CDT.

However functions and standings of defined ingredients in skin care is widely unknown. Therefore skin care seems to be "mystic" or effects of it "unproven". This article attempts to show saved local effects of most relevant substances in skin care.

▌ **Zusammenfassung.** Im Rahmen der komplexen Therapie des Lymphödems darf „Hautpflege" mittlerweile wohl als ein integrierter Bestandteil des Systems gelten. Diese anerkannte Tatsache ändert jedoch kaum etwas daran, dass die Kenntnis der Wertigkeit der Hautpflege, insbesondere die Berücksichtung definierter Wirkungen differenter Inhaltsstoffe, wenig Verbreitung gefunden hat.

▌ Einleitung

Dieser Beitrag versucht, auf der Grundlage des aktuellen Wissensstands die gesicherten Effekte der in der Hautpflege am relevantesten Substanzen aufzuzeigen.

▌ Bedeutung von Hautpflege

Hautprobleme im Rahmen einer chronischen Lymphostase werden *durch das Ödem* selbst und weitere typische *Begleitfaktoren* (z.B. Alter, immunologisches Defizit, allgemeine nutritive Situation, vaskuläre Interferenz) ausgelöst, unterhalten und verschlimmert.

Klinisch findet sich praktisch obligatorisch eine *Xerosis cutis*, welche durch zusätzliche Schädigungsbilder im Sinne von fokalen Hyperkeratosen, Ekzematisationen aufgrund Irritationen oder Allergien, Mazerationen und Atrophien ergänzt bzw. überlagert werden kann.

Hautpflege soll in diesem Zusammenhang eine (möglichst längerfristige) *Stabilisierung des Befunds* erreichen und ein Fortschreiten der Schädigung verhindern. Insofern wird dabei *Pharmakotherapie* insgesamt *vermieden*.

Hautpflegesubstanzen mit beschriebener Wirkung

Im Folgenden soll als *Ergebnis einer kritischen Sichtung der Literatur* ein Überblick über *differente Inhaltsstoffe* und ihre *Wertigkeit* gegeben werden. Vorangestellt ist eine Übersicht der relevanten Substanzen. Zunächst wird der übliche Umgangsname der Substanz aufgeführt. Anschließend werden die nach *„INCI"* (International Nomenclature Cosmetic Ingredients – internationale Nomenklatur für kosmetische Inhaltsstoffe) verbindlichen Terminologien genannt. Es ist darauf hinzuweisen, dass sich Artikel 5a der EU-Kosmetik-Richtlinie auf die amerikanische Nomenklatur CTFA bezieht, die durch INCI als die korrekte Bezeichnung für die Nomenklatur ersetzt wurde. Ein INCI-Name kann mehrere Substanzen umfassen.

Außerdem werden die so genannten *IUPAC*-Namen (*International Union of Pure and Applied Chemistry*) aufgeführt, um Eindeutigkeit zu gewährleisten und alle international üblichen Bezeichnungen aufzuzeigen.

Übersicht über die Substanzen

Insgesamt werden folgende Substanzen dargestellt (alle Bezeichnungen nach „Blue list" [16]):
- *Aloe-vera-Extrakt* (INCI: *Aloe barbadensis*; IUPAC: *Aloe vera*, extract; emollient)
- *(L-)Ascorbinsäure(palmitat), Vitamin-C-Palmitat* (INCI: ascorbyl palmitate; IUPAC: 6-O-palmitoylascorbic acid; emollients/solvents)
- *Bisabolol* [INCI: bisabolol; IUPAC: (R*, R*)-alpha, 4-dimethyl-alpha-(4-methyl-3-pentyl)cyclohex-3-ene-1-methynol; additives]
- *Bienenwachs* (INCI: cera alba; IUPAC: beeswax; emollients/emulsifying agents/film formers)
- *Zeramide* (INCI: ceramide 1, 1A, 2, 3; div. IUPAC-Bezeichnungen)
- *Glyzerin* (INCI: glycerin; IUPAC: glycerol; denaturans/humectans/solvens)
- *Panthenol* (INCI: panthenol; IUPAC: dexpanthenol; antistatic agents)
- *Vitamin-A-Palmitat* (INCI: retinyl palmitate; IUPAC: retinyl palmitate; additives)
- *Vitamin-E-Azetat* (INCI: tocopheryl acetate; IUPAC: alpha-tocopheryl acetate; antioxidans)
- *Harnstoff* (INCI: urea; IUPAC: urea; antistatic agents/humectants).

Details der Einzelsubstanzen

Aloe vera. Es finden regelhaft gereinigte *Auszüge aus dem Pflanzenparenchym* mit nachweislicher antientzündlicher Wirksamkeit Verwendung. Analytisch lassen sich Eiweißbestandteile (verschiedene Aminosäuren) sowie Kohlenhydrate nachweisen. Aloe-vera-Extrakt bindet Feuchtigkeit und ist damit ein *bedeutender Feuchthaltefaktor*. Konsekutiv können durch die Anwendung Dehydratationsfolgen an der Haut gemindert werden. Die Haut erscheint elastischer und widerstandsfähiger.

Aloe vera gilt als ein geflügelter Begriff in der moderneren Kosmetik. Es ist in vielen höherwertigen Pflegepräparationen enthalten. *Allergologisch* ist es *weitestgehend unbedenklich*. Es wird häufig als besonderer Inhaltsstoff deklariert. Verschiedene, als hochwertig eingestufte Kosmetika enthalten *Aloe-vera*-Extrakt.

Auch in neuerer Zeit werden noch Inhaltsstoffe des Pflanzenauszugs neu identifiziert und nach der Wirkweise definiert. Damit erschließt sich eine Wirkung in ihrer wissenschaftlichen Erklärung oftmals erst nach Jahrzehnten der durchaus erfolgreichen Anwendung. So wurde erst 1996 ein C-Glucosyl-Chromon als *aktive antiinflammatorische Substanz* im *Aloe-barbadensis*-Auszug beschrieben, womit die bis dahin eher etwas „diffus" gefasste antiinflammatorische Wirkung wesentlich klarer zugeordnet werden konnte [6, 11].

▌ **Ascorbylpalmitat (Vitamin-C-Palmitat).** Es handelt sich um die *stabilisierte Form* des wasserlöslichen *Vitamin C*, eines der wichtigsten *Redoxsysteme* des menschlichen Organismus. *In der Haut* ist die besondere Rolle der Ascorbinsäure in ihrer Funktion für die *Narbenbildung und -reifung* (Kollagensynthese durch Hydroxylierung der Aminosäure Prolin) begründet. Inwieweit extern zugeführtes Vitamin C bis in die Dermis vordringen kann, bleibt weiterhin umstritten, wobei die Darstellung effektiver Vehikel für den Tiefentransport im Mittelpunkt der Diskussion steht. Insgesamt ist jedoch der positive, *stabilisierende und schädigungsminimierende Effekt* in der *epidermalen Struktur* als gesichert zu betrachten.

Lange kontrovers wurde das *Stabilitätsverhalten von Vitamin C* in diversen kosmetischen Zubereitungen beurteilt. Die Nachweisverfahren der modernen Labortechnik haben mittlerweile sehr hohe Zuverlässigkeit und damit auch methodische Verlässlichkeit erreicht. Mithin ist die Stabilität in den verschiedenen Darreichungen gut überprüfbar. Aktuelle Daten bescheinigen einer hohen Zahl von Zubereitungen tatsächlich auch *längerfristige Stabilität* [1, 20–22].

▌ **Bisabolol.** Es handelt sich um eine *antientzündliche Substanz*, deren Vorhandensein hauptsächlich die bekannte *antiinflammatorische Wirksamkeit von echter Kamille* begründet. Die jahrhundertealte empirische Kenntnis der Wirksamkeit wurde bereits mit Beginn der systematischen Erforschung extern anwendbarer Substanzen phytogener Herkunft objektiviert. Noch heute wird jener Effekt bei der Herstellung von kosmetischen Präparationen geschätzt und genutzt. *Allergologisch* sind gereinigte Auszüge aus echter Kamille nur *von geringem Risiko*.

In den letzten Jahren stand die Erforschung der prinzipiellen Wirkmöglichkeit von bisabololhaltigen Externa im Interesse. Dabei gelang es, die Umwandlung zu aktiven Metaboliten zu beweisen und den Wirkmechanismus einer tatsächlichen *antiphlogistischen Eigenschaft* auch *wissenschaftlich zu sichern* [9, 10, 12].

▌ **Bienenwachs.** Es wird bereits seit der klassischen Antike als *Grundlage* für Pflegepräparate verwendet. Einerseits hat es daher als biologische, natürliche Grundlage von Externa eine große Tradition. Andererseits ist es aufgrund des guten Verteilungsverhaltens und der angenehmen Pflegeeigenschaften sehr akzeptiert. *Allergologisch* bietet es *kaum Anhalt zur Besorgnis*. Tatsächliche wissenschaftliche Auseinandersetzungen mit seinen Eigenschaften und möglichen Wirkungen haben nach Lage der Literatur kaum stattgefunden. Jedoch existiert eine Arbeit, welche die *barriereprotektive und irritationsmindernde Wirkung* von Bienenwachs als Grundlage in Kombination mit weiteren bekannten und die epidermale Regeneration verbessernden Substanzen beschreibt. Insofern ist der jahrtausende alten Tradition der Anwendung in der Volksmedizin durchaus auch ein wissenschaftliches Korrelat zuzuschreiben [25].

▌ **Zeramide.** Von diesen Estern längerkettiger ω-Hydroxy-Fettsäuren und der Linolensäure wurden bisher 6 Subgruppen identifiziert. Zeramide sind hinsichtlich ihrer Wirkungsweise unter physiologischen Bedingungen sowie bezüglich der Problematik eines Defizits gut untersucht. Sie spielen nachweislich eine *grundsätzliche Rolle für die Erhaltung bzw. Wiederherstellung der Hautwiderstandsfähigkeit*. Dabei sind sowohl *barriereprotektive* als auch *regulatorische Eigenschaften* beschrieben worden. Bei verschiedenen *pathologischen Hautzustandsbildern* der Xerosis cutis, namentlich beim atopischen Ekzem und der Alterssebostase, sind sie nachweislich in ihrer Konzentration *vermindert*. Umfassende Versuche haben belegt, dass *Substitution durch lokale Anwendung möglich* ist. Außerdem konnte mit guter Sicherheit gezeigt werden, dass die Effektivität des Einsatzes schon mittels niedriger Substanzkonzentrationen erreicht wird [5, 19].

▌ **Glyzerin.** Es gilt als die *klassische, nicht eiweißbasierte, rückfeuchtende Substanz* in Hautpflegezubereitungen. Seine diesbezügliche Wirksamkeit wurde bereits sehr früh in der wissenschaftlichen Auseinandersetzung mit dermatologischen Grundlagen und Pflegepräparationen herausgestellt. Dabei stand insbesondere die deutlich *verbesserte Geschmeidigkeit der Haut*, wie sie nach regelmäßiger Anwendung glyzerinhaltiger Zubereitungen auffällig wird, im Mittelpunkt des Interesses.

Jüngere Forschungen befassten sich schwerpunktmäßig mit dem kombinierten Effekt der *Hydradationsverbesserung sowie der Stabilisierung der Barrierefunktion* der Epidermis unter der Applikation von Glyzerin. Mittlerweile ist tatsächlich der wissenschaftliche Nachweis beider Eigenschaften, welche unabhängig voneinander generiert werden, gelungen. Dabei wurde nachgewiesen, dass die Verbesserung der Barrierefunktion tatsächlich im Sinne einer regulatorischen Beeinflussung stattfindet und nicht als bloßer „Nebeneffekt" der Feuchthaltefunktion zu sehen ist. Diese Tatsache unterstreicht erneut die besondere Bedeutung des Glyzerins [3, 7, 17].

▌ **Panthenol.** Dexpanthenol hat im Rahmen seiner Funktion als Vorstufe von Vitamin B5 folgerichtig *Provitamincharakter*. Als relevanter *Bestandteil von Koenzym A* ist es an wesentlichen regenerativen Stoffwechselprozessen des Hautorgans beteiligt. In einer Vielzahl klinischer Studien und Anwendungsbeobachtungen ist der Nutzen von topisch appliziertem Dexpanthenol überprüft worden. Insgesamt lässt sich ein sehr positiver Effekt auf die *Wirksamkeit der epidermalen Barrierefunktion* postulieren. Der *transepidermale*

Wasserverlust als Maß für eine potenzielle Hautschädigung lässt sich *minimieren*, die *Hydradation* der Epidermis wird *verbessert*. Gleichzeitig werden *regenerative Potenzen* der Epidermis *gesteigert* [8, 15].

▍ **Vitamin-A-Palmitat (Retinylpalmitat).** Die *aktive Form des Vitamin A* ist ein wesentlicher *regulatorischer Bestandteil der Epidermis*. Die führende Funktion stellt die *regulative* und, im Fall einer Schädigung, *normalisierende Wirkung auf die Keratinisierung* dar. Eine direkte Beeinflussung der DNA-Synthese wurde nachgewiesen.

Jenseits der therapeutischen Wirkung der Anwendung der aktiven Form von Vitamin A bei verschiedenen Formen von Erkrankungen des proliferativ-hyperkeratotischen Formenkreises wird die Vorform des bioaktiven Moleküls, eben Retinylpalmitat, schon längere Zeit in kosmetischen Präparationen eingesetzt. Mittlerweile wurde im Tiermodell der *Nachweis* erbracht, dass in vivo tatsächlich die *biologisch aktive Form der Vitamin-A-Säure* aus den mittels Pflegezubereitungen applizierten Formen *synthetisiert* werden kann. Dementsprechend kann der *reparative und so genannte „Anti-aging-Effekt"* für Vitamin-A-Palmitat-haltige Externa tatsächlich postuliert werden [4].

▍ **Vitamin-E-Azetat (Tokopherylazetat).** Insgesamt sind alle *antioxidativ wirksamen Substanzen* (Vitamine, Provitamine und andere Antioxidanzien) in ihrem Zusammenwirken wohl am besten als *„antioxidatives Netzwerk"* zu sehen, welches einen teils additiven, teils komparativen Wirkmechanismus beschreibt. Allerdings, so haben neueste Arbeiten ergeben, ist die *höchste Effektivität* unter allen diesen anwendungsüblichen Substanzen augenscheinlich dem *Vitamin E* zuzuweisen. Die Wirksamkeit der Substanz nach lokaler Applikation ist bewiesen; es existieren differente Applikations- bzw. Vehikelformen, welche die Aufnahme und Wirksamkeit einerseits sowie die Tiefe der Penetration andererseits grundlegend beeinflussen. *Spezielle Darreichungsformen* mit Verpackung des Tokopherolazetats in liposomale Träger scheinen besonders *hohe Effektivität* zu gewährleisten [2, 18, 24].

▍ **Harnstoff.** Er war das erste große Molekül des Humanstoffwechsels, welches auf rein synthetischem Weg dargestellt werden konnte. Synthetischer Harnstoff ist dem natürlichen 100%ig identisch und entspricht damit vollkommen dem *physiologischen Hauptanteil des Eiweißkomplexes* am so genannten *„natural moisturizing factor"* NMF. Die Anwendung von Harnstoff zur *Verbesserung des Feuchtigkeitsbindungsvermögens* der Haut ist eine alte, überaus bewährte und exzellent dokumentierte Methode. Die ausgezeichnete Rückfeuchtung geht mit einer *konsekutiven* (also per se volumeninduzierten) *Verdickung der Epidermis* einher. Dieser Effekt ist in der Literatur als *irreversible keratoplastische Wirkung* beschrieben. Eine Dosis-Wirkungs-Beziehung bezüglich des Effekts ist nicht sicher bewiesen. Es bestehen weiterhin Vermutungen, dass eine Schwellenkonzentration existieren könnte, jenseits derer eine gesicherte pharmakologische Wirkung erst eintreten würde. Diese pharmakologische Wirkung ist jedoch eine keratolytische und antihyperkeratotische und an hohe Substanzkonzentrationen gebunden; allerdings sind diese Konzentrationen mit definitiv bewiesener therapeutischer Wirkung (10% bzw. 12%) nicht großflächig verträglich. Klinisch-empirisch scheint auch eine 3–5%ige Konzentration ausreichende Wirksamkeit im Sinne der temporären Wasserspeicherung bei bester Verträglichkeit zu gewährleisten [13, 14, 23].

Literatur

1. Austria R, Semenzato A, Bettero A (1997) Stability of vitamin C derivatives in solution and topical formulations. J Pharm Biomed Anal 15:795–801
2. Baschong W, Artmann C, Hueglin D, Roeding J (2001) Direct evidence for bioconversion of vitamin E acetate into vitamin E: an ex vivo study in viable human skin. J Cosmet Sci 52:155–161
3. Bettinger J, Gloor M, Peter C, Kleesz P, Fluhr J, Gehring W (1998) Opposing effects of glycerol on the protective function of the horny layer against irritants and on the penetration of hexyl nicotinate. Dermatology 197:18–24
4. Boehnlein J, Sakr A, Lichtin JL, Bronaugh RL (1994) Characterization of esterase and alcohol dehydrogenase activity in skin. Metabolism of retinyl palmitate to retinol (vitamin A) during percutaneous absorption. Pharm Res 11:1155–1159
5. DiNardo A, Wertz P, Gianetti A, Seidenari S (1998) Ceramide and cholesterol composition of the skin of patients with atopic dermatitis. Acta Derm Venerol 78:27–30
6. Esteban A, Zapata JM, Casano L, Martin M, Sabater B (2000) Peroxidase activity in *Aloe barbadensis* commercial gel: probable role in skin protection. Planta Med 66:724–727
7. Fluhr JW, Gloor M, Lehmann L, Lazzerini S, Distante F, Berardesca E (1999) Glycerol accelerates recovery of barrier function in vivo. Acta Derm Venereol 79:418–421
8. Gehring W, Gloor M (2000) Effect of topically applied dexpanthenol on epidermal barrier function and stratum corneum hydration. Results of a human in vivo study. Arzneimittelforschung 50:659–663
9. Grassi A, Palermi G, Paradisi M (2000) Study of tolerance and efficacy of cosmetic preparations with lenitive action in atopic dermatitis in children. Clin Ter 151:77–80
10. Hahn B, Holzl J (1987) Absorption, distribution and metabolism of [14C]-levomenol in the skin. Arzneimittelforschung 37:716–720
11. Hutter JA, Salman M, Stavinoha WB, Satsangi N, Williams RF, Streeper RT, Weintraub ST (1996) Antiinflammatory C-glucosyl chromone from *Aloe barbadensis*. J Nat Prod 59:541–543
12. Jakovlev V, Schlichtegroll A von (1969) On the inflammation inhibitory effect of (−)-alpha-bisabolol, an essential component of chamomilla oil. Arzneimittelforschung 19:615–616
13. Kerl H, Aubock L, Bayer U (1981) Formation and treatment of pathologic scars – clinical and micromorphologic investigations. Z Hautkrankh 56:282–300
14. Loden M (1997) Barrier recovery and influence of irritant stimuli in skin treated with a moisturizing cream. Contact Derm 36:256–260
15. NN (2000) Dexpanthenol for dry skin. Regeneration of damaged permeability barrier of the skin. Hautarzt [Suppl] 51:1–4
16. NN (2000) Blue list. Edition Cantor, Aulendorf
17. Pedersen LK, Jemec GB (1999) Plasticising effect of water and glycerin on human skin in vivo. J Dermatol Sci 19:48–52
18. Rhie Ge GE, Shin MH, Seo JY, Choi WW, Cho KH, Kim KH, Park KC, Eun HC, Chung JH (2001) Aging- and photoaging-dependent changes of enzymic and nonenzymic antioxidants in the epidermis and dermis of human skin in vivo. J Invest Dermatol 117:1212–1217

19. Rogers J, Harding C, Mayo A, Banks J, Rawlings A (1996) Stratum corneum lipids: the effect of ageing and the seasons. Arch Dermatol Res 288:765–770
20. Rosenblat G, Perelman N, Katzir E, Gal-Or S, Jonas A, Nimni ME, Sorgente N, Neeman I (1998) Acylated ascorbate stimulates collagen synthesis in cultured human foreskin fibroblasts at lower doses than does ascorbic acid. Connect Tissue Res 37:303–311
21. Sottofattori E, Anzaldi M, Balbi A, Tonello G (1998) Simultaneous HPLC determination of multiple components in a commercial cosmetic cream. J Pharm Biomed Anal 18:213–217
22. Spiclin P, Gasperlin M, Kmetec V (2001) Stability of ascorbyl palmitate in topical microemulsions. Int J Pharm 222:271–279
23. Tausch IP, Hughes-Formella B, Schölermann A, Rippke F (1998) Harnstoff – ein wichtiger Wirkstoff in der Dermatotherapie. Kosmet Med 3:164–167
24. Thiele JJ, Schroeter C, Hsieh SN, Podda M, Packer L (2001) The antioxidant network of the stratum corneum. Curr Probl Dermatol 29:26–42
25. Zhai H, Willard P, Maibach HI (1998) Evaluating skin-protective materials against contact irritants and allergens. An in vivo screening human model. Contact Derm 38:155–158

Einfluss von arteriellen Bypassrekonstruktionen auf die Lymphdrainage bei Patienten mit peripherer arterieller Verschlusskrankheit

TH. KRÖSSIN, R. I. RÜCKERT

■ **Influence of arterial bypass surgery on lymph node drainage in patients with peripheral arterial occlusive disease**

■ **Summary.** *Purpose:* The aim of this study was to evaluate qualitative (morphological) and semiquantitative (functional) information from lymphoscintigraphy of the lower extremities using 110 MBq ^{99m}Tc nanocolloid in patients with peripheral arterial occlusive disease.

Methods: Sixteen patients at a Fontaine stage ≥IIb with uni- or bilateral arterial bypass surgery of the lower extremities (n = 23) underwent lymphoscintigraphy pre- and postoperatively. The ilioinguinal lymph node uptake was measured and compiled into the transport index described by Kleinhans for evaluation of lymphoscintigraphies. In group I, seven patients underwent unilateral femoropopliteal or femorocrural bypass grafting. In group II, nine patients underwent a total of 16 aortobifemoral or aortoprofundal bypass graftings.

Results: Using a previously defined treshold of 37 for the ilioinguinal uptake and of 19 as normal transport index, groups I and II had a preoperative pathologic transport index of 24 (25th percentile, 14.5; 75th percentile, 28) and 26 (18; 33.5), respectively. Postoperatively, there was no difference in transport index between groups I and II with a median transport index of 29 (19; 34.5) and 28 (26; 30), respectively.

Conclusion: The information obtained from lymphoscintigraphy using the Kleinhans transport index seems to be more accurate than morphologic or semiquantitative information alone. Postoperative changes are independent of either bypass procedure. Furthermore, half of the patients of each group had scintigraphic alterations of lymphatic morphology already before surgery indicating destruction of the lymphatic drainage system that were not iatrogenically induced.

■ **Zusammenfassung.** Ziel dieser Studie war die Evaluierung qualitativer (morphologischer) und semiquantitativer (funktioneller) Informationen mittels der Lymphszintigraphie bei Patienten mit peripherer arterieller Verschlusskrankheit (PAVK) der unteren Extremität vor und nach arterieller Gefäßrekonstruktion. Prä- und postoperativ wurde bei 16 Patienten (Fontaine-Stadium ≥ IIb) nach Injektion von 110 MBq ^{99m}Tc-Nanokolloid in die Schwimmhäute der

Füße eine dynamische und statische Lymphszintigraphie durchgeführt. Unterschieden wurden Gruppe I mit femoro-poplitealen ($n=7$) und Gruppe II mit aorto-iliakalen Gefäßokklusionen ($n=16$). In Gruppe I wurden femoro-popliteale oder -krurale, in Gruppe II aorto-bifemorale oder -profundale Bypässe angelegt. Alle semiquantitativen und qualitativen Parameter aus der Lymphszintigraphie wurden in dem Transportindex nach Kleinhans abgebildet, in einen Score umgerechnet und mit einer Kontrollgruppe von Probanden ($n=12$) ohne PAVK verglichen. Der Score für den Kleinhans-Transportindex wurde bei Werten zwischen 0 und 19 als normal und bei Werten >19 als pathologisch definiert. In Gruppe I zeigte er sowohl prä- als auch postoperativ einen Median von 24,0 (14; 28) (25. und 75. Perzentile) und 29,0 (19; 34), in Gruppe II mit 26,0 (18; 33) und 27,2% (26; 30) einen erhöhten pathologischen Wert im Vergleich zur Kontrollgruppe. Die Ergebnisse der Lymphszintigraphie und die Abbildung in einem Transportindex konnten zuverlässig prä- und postoperativ den Lymphgefäßstatus in beiden Gruppen darstellen. Interessanterweise zeigten die femoro-poplitealen oder aorto-iliakalen Bypassoperationen postoperativ keine deutliche Verschlechterung des Lymphgefäßstatus. Dies ist ein indirekter Hinweis für die Güte und Qualität heutiger Bypassoperationen. Die standardisierte Lymphszintigraphie ist daher ein geeignetes nuklearmedizinisches Verfahren, um präoperativ morphologische und funktionelle von postoperativen Veränderungen nach arterieller Rekonstruktion bei Patienten mit PAVK abzugrenzen.

Einleitung

Häufige postoperative Folge einer arteriellen Bypassrekonstruktion der unteren Extremität ist ein sekundäres Lymphödem. Zur Inzidenz und den Ursachen postoperativer Lymphödeme nach arteriellen Gefäßrekonstruktionen existieren unterschiedliche Angaben. Früher wurden postoperative Extremitätenschwellungen mit dem Auftreten von Beinvenenthrombosen begründet. Dagegen konnte Husni [5] keine Korrelation zwischen dem Auftreten einer Beinvenenthrombose und postoperativen Schwellungen der unteren Extremitäten nachweisen. Anfang der 1970er Jahre gaben Autoren wie Connolly u. Engell [2] die Häufigkeit für postoperative Lymphödeme zwischen 70 und 100% an. In Abhängigkeit von der gewählten Bypasstechnik fanden Campbell u. Harris [1] postoperative Lymphödeme in 85% aller Fälle nach femoro-poplitealen und in 15% nach aorto-iliakalen Bypassoperationen. Des Weiteren konnte für femoro-popliteale Bypassoperationen gezeigt werden, dass die Albuminkonzentration im Interstitium im Vergleich zum Normalwert um das 3fache erhöht und ursächlich für die Wassereinlagerung in der unteren Extremität war [1]. Begründet wurde die Wassereinlagerung auch durch die Freisetzung freier Radikale in ischämischen Arealen, die Dysfunktionen am Gefäßendothel auslösen, sodass ein verstärkter Austritt von intravasalen Proteinen wie Albumin in das Interstitium die Folge ist [1]. Esato et al. [3] bestätigten im Wesentlichen die Angaben zur Häufigkeit von Lymphödemen der unteren Extremitäten in Abhängigkeit von der Bypasstechnik. Dass jedoch eine Verschiebung von Proteinen aus dem Intra- in den Extravasalraum zu interstitiellen Lymphödemen der unteren Extremitäten führt, konnten die Autoren nicht zeigen. In dieser Studie lag der interstitielle Gehalt an Proteinen, insbesondere von Albumin, im Normbereich. Daher wurden der fehlende kapillare hydrostatische Druck sowie operative Destruktionen der Lymphgefäße als Ursache für die Lymphödeme der unteren Extremität postuliert [3].

Durch Gefäßchirurgie verursachte Traumen an der unteren Extremität müssen nicht zwangsläufig zu diagnostisch nachweisbaren qualitativen Veränderungen im Lymphsystem führen. Begründet wird dies durch die dem Lymphsystem zur Verfügung stehenden Kompensations- und Reparaturmechanismen [4, 7]. Wenn aber solche Veränderungen auftreten, sind sie meist distal des Operationsgebiets lokalisiert. Verfeinerte gefäßchirurgische Operationstechniken haben zwar das Risiko postoperativer Lymphödeme verringert, können diese aber dennoch nicht immer vermeiden. Insgesamt werden die sicherlich multifaktoriellen Ursachen der Extremitätenschwellung nach arterieller Gefäßrekonstruktion in der Literatur kontrovers diskutiert, wobei zu diesem Thema bisher relativ wenig publiziert wurde.

Umso wichtiger ist es, eine präoperative diagnostische Einschätzung des Lymphstatus vor femoro-poplitealen oder aorto-iliakalen Bypassoperationen vorzunehmen. Eine vollständige Risikoanamnese mit einer klinischen Prüfung des Gefäßstatus einschließlich einer präoperativ durchgeführten Diagnostik wäre in der klinischen Routine eine Möglichkeit, um alle prä- und postoperativen Schädigungen des Lymphsystems zu erkennen. Hier bietet die Nuklearmedizin mit der funktionellen Lymphszintigraphie eine geeignete Methode an, mittels welcher Lymphödeme nicht nur der unteren Extremität von Ödemen anderer Genese unterschieden werden können. Das Verfahren basiert auf der Messung der Transportzeit eines radioaktiv markierten Tracers (^{99m}Tc-Nanokolloid). Dieser, ein Kolloid aus menschlichem Serumalbumin mit einer Teilchengröße < 80 nm (0,08 µm), wird an der Injektionsstelle über Lymphkollektoren in das Lymphgefäßsystem aufgenommen und zu den regionalen Lymphknoten abtransportiert. Eine Gammakamera ermöglicht es, den Weg des Tracers von der Injektionsstelle bis zur Speicherung in den Lymphknoten sichtbar zu machen. Mittels der „region-of-interest"-Technik (ROI-Technik) kann beispielsweise der Uptake in den inguinalen Lymphknotenregionen gemessen werden, um so quantitative Aussagen machen zu können. Das Lymphödem charakterisiert sich dann szintigraphisch durch einen verminderten Uptake in den inguinalen Lymphknoten und durch eine Aktivitätsretention des Tracers im Gewebe bei gestörter Lymphpassage.

▎ Material und Methode

Bei insgesamt 16 Patienten (5 Frauen, 11 Männer; Alter 41–81 Jahre) mit Revaskularisationen an 23 unteren Extremitäten wurde perioperativ eine Lymphszintigraphie vorgenommen. Nach der Art und Lokalisation der Rekonstruktion wurden 2 Gruppen unterschieden: Gruppe I mit femoro-poplitealen ($n=7$) und Gruppe II mit aorto-iliakalen Gefäßokklusionen ($n=16$). In Gruppe I

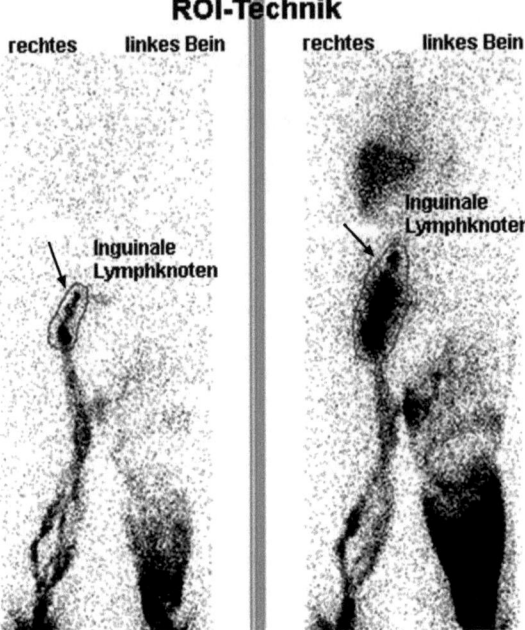

Abb. 1. Lymphszintigraphie der unteren Extremität nach arterieller Bypassrekonstruktion (links 30 min p.i., rechts 2,5 h p.i.), Uptake-Messung mittels ROI-Technik, inguinaler (*Pfeil*) Uptake des in die Schwimmhäute der Füße injizierten radioaktiven Tracers in den Lymphknoten, linkes Bein: diffuse Verteilung des Tracers als Ausdruck einer gestörten Lymphdrainage ohne Speicherung in den inguinalen Lymphknoten, rechts normale Darstellung der Lymphbahnen und inguinale Speicherung

wurden femoro-popliteale oder femoro-krurale, in Gruppe II aorto-bifemorale oder aorto-profundale Bypässe angelegt. Beide Gruppen unterschieden sich nicht signifikant hinsichtlich Alter, Geschlecht und Risikofaktoren.

Prä- und postoperativ wurden eine dynamische und eine statische Lymphszintigraphie mit einer Großfeldgammakamera durchgeführt (Fa. Diacam, Siemens AG, Erlangen). Dazu wurden 0,2–0,3 ml Depot des radioaktiv markierten Kolloids (110 MBq ^{99m}Tc-Nanokolloid, Amersham Buchler, Braunschweig) subkutan in die Schwimmhäute der Füße injiziert und 90 s post injectionem (p.i.) dynamische Aufnahmen über 15 min und statische Aufnahmen 30 min, 2,5 h und 4,5 h nach der Injektion durchgeführt. In der 30-minütigen Zeitspanne zwischen Injektion und erster Ganzkörperaufnahme war körperliche Aktivität nicht erlaubt. In der Folgezeit wurde eine definierte Laufstrecke zurückgelegt. Mittels ROI-Technik (Abb. 1) wurde der Uptake in den inguinalen Lymphknoten gemessen. Alle semiquantitativen und qualitativen Parameter wurden in dem Transportindex nach Kleinhans abgebildet und, wie von Kleinhans et al. [6] beschrieben, in einen Score umgerechnet. Dieser beinhaltete die Distribution des ^{99m}Tc-Nanokolloids nach Injektion, die topographische Darstellung von Lymphknoten, das zeitliche Erscheinen von Lymphgefäßen und -knoten sowie die Transportkinetik des radioaktiv markierten Kolloids. Sämtliche Uptake- und Scorewerte (angegeben als Medianwert, 25. und 75. Perzentile) wurden mit einer Kontrollgruppe von Probanden (7 Frauen, 5 Männer; Alter 48–63 Jahre) ohne PAVK verglichen. Der Score für den Kleinhans-Transportindex wurde bei Werten zwischen 0 und 19 als normal und bei Werten >19 als pathologisch definiert.

Für die Statistik (SPSS Version 11.0, SPSS Inc. 2001, USA) wurde der Wilcoxon-Test für abhängige und der Mann-Whitney-U-Test für unabhängige Variablen gewählt (Signifikanzniveau: $p<0{,}05$).

Ergebnisse

In Gruppe I mit femoro-poplitealen oder femoro-kruralen Bypassrekonstruktionen ergab sich präoperativ im inguinalen Uptake mit 34,7% (31; 35) kein signifikanter Unterschied zur Kontrollgruppe mit 37% (38; 42) (Abb. 2). Hingegen war postoperativ der Uptake mit 18,5% (15; 26) im Vergleich sowohl zu den präoperativen Werten als auch zu denen der Kontrollgruppe signifikant erniedrigt ($p<0{,}001$). In dem Score auf der Basis des Kleinhans-Transportindex zeigte sich in Gruppe I sowohl prä- als auch postoperativ mit 24,0 (14; 28) und 29,0 (19; 34) sowie in Gruppe II mit 26,0 (18; 33) und 27,2% (26; 30) ein erhöhter pathologischer Score im Vergleich zur Kontrollgruppe ($p<0{,}001$) (Abb. 3, 5). In Gruppe II mit den aorto-bifemoralen oder -profundalen Bypassrekonstruktionen ergab sich sowohl präoperativ mit 21,2% (14; 31) als auch postoperativ mit 20,0% (11; 26) ein signifikant erniedrigter inguinaler Uptake

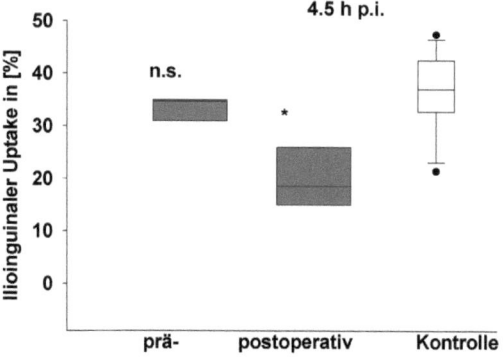

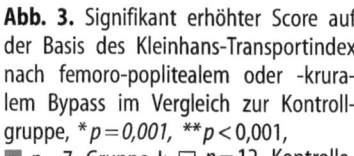

Abb. 2. Präoperativ nicht signifikant (*n.s.*) unterschiedlicher Uptake in den ilioinguinalen Lymphknoten bei Patienten nach femoro-poplitealem oder -kruralem Bypass, postoperativer Uptake im Vergleich zur Kontrollgruppe signifikant erniedrigt *$p<0{,}001$, ■ $n=7$, Gruppe I; □ $n=12$, Kontrolle

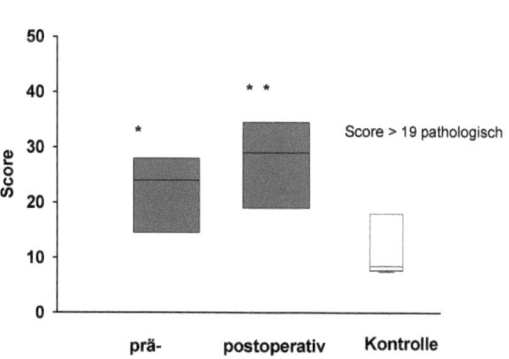

Abb. 3. Signifikant erhöhter Score auf der Basis des Kleinhans-Transportindex nach femoro-poplitealem oder -kruralem Bypass im Vergleich zur Kontrollgruppe, *$p=0{,}001$, **$p<0{,}001$, ■ $n=7$, Gruppe I; □ $n=12$, Kontrolle

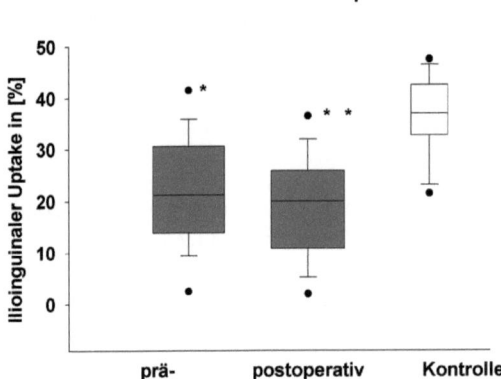

Abb. 4. Signifikant erniedrigter Uptake in den ilioinguinalen Lymphknoten bei Patienten nach aorto-bifemoralem oder -profundalem Bypass im Vergleich zur Kontrollgruppe, *$p = 0{,}001$, **$p < 0{,}001$, ■ $n = 7$, Gruppe I; ☐ $n = 12$, Kontrolle

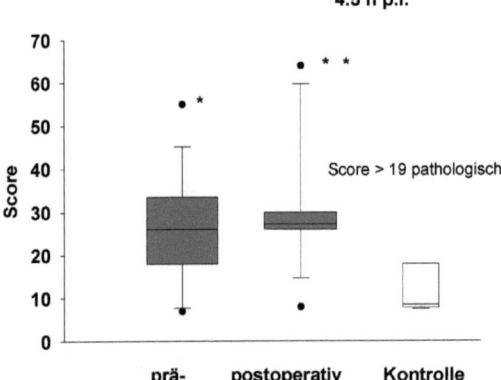

Abb. 5. Signifikant erhöhter Score auf der Basis des Kleinhans-Transportindex nach aorto-bifemoralem oder -profundalem Bypass im Vergleich zur Kontrollgruppe, *$p = 0{,}001$, **$p < 0{,}001$, ■ $n = 16$, Gruppe II, ☐ $n = 12$, Kontrolle

verglichen mit der Kontrollgruppe ($p < 0{,}001$) (Abb. 4). Anders als in Gruppe I unterschieden sich der Uptake prä- und postoperativ nicht signifikant voneinander. Abgebildet als Score waren sowohl prä- als auch postoperativ die Werte in Gruppe II signifikant höher als in der Kontrolle (Abb. 5). Im Vergleich der femoro-poplitealen oder -kruralen Bypasstechniken der Gruppe I mit den aorto-bifemoralen oder -profundalen Bypasstechniken der Gruppe II ergab sich postoperativ kein signifikanter Unterschied.

▎ Diskussion

Bisher sind nur wenige Studien bekannt, die den Einfluss arterieller Bypassrekonstruktionen der unteren Extremität auf die Lymphdrainage zum Thema haben.

Unsere Ergebnisse zeigen, dass präoperative Veränderungen in beiden Gruppen mittels Lymphszintigraphie und unter Verwendung eines Scoresystems bei Patienten mit PAVK nachgewiesen werden können. Zumindest in

Gruppe I konnte gezeigt werden, dass sich der ilioinguinale Uptake bei Patienten mit femoro-poplitealen Gefäßokklusionen nicht von der Kontrollgruppe unterscheidet. Ob diese Verschlusslokalisation präoperativ im Vergleich zu aorto-iliakalen Gefäßokklusionen seltener zu lymphatischen Vorschädigungen führt, müssen weitere Untersuchungen zeigen. Auch wenn in beiden Gruppen die ilioinguinalen Uptake- und berechneten Scorewerte sowohl prä- als auch postoperativ im Vergleich zur Kontrollgruppe signifikant verändert waren, konnten bei der Einzelfallbetrachtung der Extremitäten beider Gruppen postoperativ auch normale Uptake- und Scorewerte gefunden werden. Dieses Ergebnis steht im Widerspruch zu der Aussage von Esato et al. [3], dass in nahezu 100% aller Fälle nach arteriellen Rekonstruktionen der unteren Extremitäten Veränderungen der Lymphdrainage mit konsekutivem postoperativem Ödem auftreten. Hier dürfte eine im Vergleich zu den 1970er und 1980er Jahren verbesserte gefäßchirurgische Technik eine Rolle spielen, die seltener zu Ödemen bei PAVK-Patienten nach arterieller Gefäßrekonstruktion führt. Interessanterweise zeigen die femoro-poplitealen oder aorto-iliakalen Bypassoperationen zumindest postoperativ keine deutliche Verschlechterung des Lymphgefäßstatus, was als indirekter Hinweis für die Güte und Qualität heutiger Bypassoperationen gewertet werden kann.

Die standardisierte Lymphszintigraphie ist ein hilfreiches nuklearmedizinisches Verfahren, um präoperativ morphologische und funktionelle Veränderungen von möglichen postoperativ entstandenen Veränderungen abzugrenzen. Grundsätzliche Vorteile sind ihre fehlende Invasivität, einfache Handhabung und leichte Wiederholbarkeit. Die zusätzliche Verwendung eines Transportindex und Umrechnung in ein Scoresystem, wie von Kleinhans et al. [6] beschrieben, sind geeignete, sensitive Verfahren, um Veränderungen des Lymphsystems bei Patienten mit PAVK der unteren Extremitäten vor und nach arteriellen Bypassoperationen darzustellen. Lymphödeme der unteren Extremitäten können nicht nur durch die Lymphszintigraphie diagnostiziert werden, sondern darüber hinaus mit diesem Verfahren von anderen Ursachen für Extremitätenschwellungen sicher abgegrenzt werden. Um vor geplanter arterieller Gefäßrekonstruktion den Lymphstatus der betroffenen Extremität zu klären, erlauben Lymphszintigramme differenzierte Aussagen über die Ätiologie der Extremitätenschwellung und nicht zuletzt über den Erfolg sich anschließender physikalischer Maßnahmen wie der komplexen physikalischen Entstauungstherapie. Die qualitative und semiquantitative Lymphszintigraphie zeigt bereits häufig präoperative Veränderungen bei Patienten mit PAVK im Vergleich zu einer Kontrollgruppe mit gesunden Probanden (Abb. 2–5). Ob sie allerdings routinemäßig eingesetzt werden sollte, um postoperativ sekundäre Lymphödeme zu vermeiden, muss eher zurückhaltend beurteilt werden. Sämtliche Aussagen dieser Studie sind infolge der geringen Fallzahl limitiert.

Literatur

1. Campbell H, Harris PL (1985) Albumin kinetics and oedema following reconstructive arterial surgery of the lower limb. J Cardiovasc Surg 26:110–115
2. Connolly JE, Engell HC (1970). The non-reversed saphenous vein bypass for femoropopliteal occlusive disease. Surgery 68:602–609
3. Esato K, Seyama A, Akimoto F, Kuga T, Takenaka T (1991) ^{99m}Tc-HSA lymphoscintigraphy and leg edema following arterial reconstruction. J Cardiovasc Surg 32:741–746
4. Földi M, Kubig S (eds) (2003) Lehrbuch der Lymphologie, 5 Aufl. Urban & Fischer, München
5. Husni EA (1967) The edema of arterial reconstruction. Circulation [Suppl 4] 35: 1169–1173
6. Kleinhans E, Baumeister RGH, Hahn D, Siuda S, Büll U, Moser E (1985) Evaluation of transport kinetics in lymphoscintigraphy: follow-up study with transplanted lymphatic vessels. Eur J Nucl Med 10:349–352
7. Weissleder H, Schuchardt G (eds) (2000) Erkrankungen des Lymphgefäßsystems, 3 Aufl. Viavital, Köln

Lymphatische Komplikationen nach peripheren arteriellen Gefäßrekonstruktionen

J. HANZLICK

▎ Lymphatic complications in distal bypass surgery

▎ **Summary.** Postoperative lymphatic leaks in distal bypass surgery are a seldom but troublesome complication. All together the frequency of lymphatic leaks in distal bypass surgery is listed in the literature at being between 3% and 12%. These are not, however, divided up into the different forms of lymphatic complication like swelling, lymphedema, seroma, lymphocela and lymphatic fistula. It is also difficult to define a dividing line between lymphatic complications and wound infection. The study demonstrates the insufficient record of swelling and lymphedema. Postoperative lymphatic lesions (i.e. all patients who underwent measures) including local punctures, re-implantation of drainage, X-rays and all re-operations because of lymphatic complications, were accurately listed (63 out of 1231 patients = 5.1%). The diagnoses were based on clinical symptoms. In 3 cases we also performed CT, and in 2 patients the lymphatic fistula was marked by Evans blue.

If punctures or implantation of drainage were not successful, we decided on renewed surgery (26 patients). All patients (7) with lymphatic fistulas underwent re-operation immediately. We have had good experience using jet lavage, which produces a clean wound, free of necrotic tissue. Taking into consideration the rules of graft infections, all measurements of infections are used, including secondary wound healing under vacuum conditions (3 patients). Our procedure, especially technical details of reoperations are critically discussed. 23 patients underwent postoperative local X-ray.

Lymphatic complications should have been given more attention. Swelling as the first step of a complication must be reduced as soon as possible. In cases of trouble, the patient should undergo renewed surgery. In addition, a local X-ray can be recommended as a simple, safe and successful treatment. It goes without saying that a ligation of lymphatic structures in the groin and an exact surgical technique present the best prophylactic results with regard to avoiding lymphatic complications.

▎ **Zusammenfassung.** Lymphatische Komplikationen sollten mehr Aufmerksamkeit erfahren. Dies beginnt mit der Vermeidung von Lymphgefäßverletzungen durch subtile Technik und bessere Operationsplanung, v. a. bei Rezidiveingriffen. Auch das Lymphödem bei sonst unauffälliger Wundheilung muss therapiert werden. Wenn bei Seromen oder Lymphozelen simple Punktionen oder nachträgliche Einlage von Drainagen nicht rasch erfolgreich sind, muss operativ interveniert werden, um einer Infektionsgefahr vorzubeugen. Bei Lymphfisteln ist ohnehin die operative Intervention mit Nekrektomie, möglichst Resektion der Zystenwand, Eröffnung aller Nischen und Jet-Lavage geboten. Dabei müssen alle Regeln einer drohenden Bypassinfektion beachtet werden. Die postoperative Oberflächenbestrahlung garantiert ein rasches Verkleben der Lymphlecks.

Einleitung

Lymphatische Komplikationen bei und nach gefäßchirurgischen Interventionen sind eine scheinbar seltene Komplikation. Die Hauptlokalisation ist erwartungsgemäß die Leistenregion, aber auch am distalen Oberschenkel und besonders nach kruralen Rezidiveingriffen treten vermehrt lymphatische Komplikationen auf (Tabelle 1) [3, 6, 8, 9, 13]. Ihre Häufigkeit wird in der Literatur insgesamt zwischen 0,3 und 12%, meist nach arteriellen Rekonstruktionen, angegeben, wobei kaum differenziert wird [3, 6, 7, 15]. Artifizielle Lymphleckagen und Fisteln werden zu etwa 95% bei offenen gefäßchirurgischen Rekonstruktionen und zu 5% bei interventionellen Eingriffen gesehen [6, 11].

Im Schrifttum finden sich keine klaren Angaben, ob es sich um eine Minderfunktion des lymphatischen Apparats, eine temporäre Überlastung oder, was am wahrscheinlichsten ist, eine durch die Operation verursachte größere Verletzung von Lymphbahnen handelt [2, 4, 14].

Definition lymphatischer Komplikationen

Nach streng lymphologischen Kriterien werden lymphologische Komplikationen wie folgt eingeteilt [2, 3, 6]:
- Schwellungsneigung
- Lymphödem
- Serom (weniger als 10 ml)
- Lymphozele (mehr als 10 ml)
- Lymphfistel.

Tabelle 1. Postoperative Schwellung und Lymphödem nach peripheren arteriellen gefäßrekonstruktiven Eingriffen laut Literatur

Gefäßchirurgischer Eingriff	Häufigkeit von postoperativer Schwellung/Lymphödem [%]
Beckenarterienrekonstruktion	2–4
Oberschenkelarterienrekonstruktion	6–8
Unterschenkel- und krurale Rekonstruktion	15–30

Definition: 3 cm Umfangsvermehrung mehr als 8 Tage und Lageabhängigkeit

Eine weitere Problematik wird schon in der Unterscheidung zwischen den einzelnen aufgezeigten Formen deutlich [3, 6, 9, 11, 13]: Inwieweit kann eine postoperative Schwellungsneigung als Hyperperfusionssyndrom oder typische postoperative Schwellung betrachtet werden? Ebenso wird der Zeitfaktor des Auftretens in der Literatur kaum berücksichtigt [6, 15]. Angesichts des heutigen Kostendrucks, kurzer stationärer Aufenthalte, Angst vor Komplikationen und mangelnder Ehrlichkeit wird beispielsweise die „scheinbar banale postoperative Schwellungsneigung" nach Bypassrekonstruktionen kaum berücksichtigt, geschweige denn statistisch erfasst. Ein weiterer Gesichtspunkt ist, dass der Patient die stationäre Einrichtung nach „komplikationslosem Verlauf" zügig verlässt und zu Nachsorgeuntersuchungen nicht mehr einbestellt wird. Noch schwieriger ist es, den Übergang von lymphatischer Komplikation zur Wundinfektion zu definieren [7, 11, 13].

Literaturangaben über postoperative Schwellung und Lymphödem nach gefäßchirurgischen Eingriffen, differenziert nach verschiedenen Gefäßetagen, sind in Tabelle 1 aufgelistet [3, 4, 15].

Diagnostik

Sie basiert auf der klinischen Untersuchung. Eine ergänzende Sonographie ist einfach, wertvoll und präzisiert. Eine CT- oder MRT-Untersuchung sind nur in Ausnahmefällen heranzuziehen. Die früher oft angewandte Darstellung mit Methylenblau ist wegen der evtl. verbleibenden Farbschäden und möglichen allergischen Reaktionen umstritten, zumal das Lymphleck oft auch durch die Blaufärbung nicht gefunden werden konnte [1, 3, 5]. Wir führen diese Methode nur noch in Ausnahmefällen durch (Abb. 1).

Anatomische Aspekte

In wenigen Lehrbüchern findet sich eine detaillierte Darstellung der Lymphbahnen und ihrer Topographie hinsichtlich der Abflusswege in den einzelnen Kompartiments [3, 6, 10].

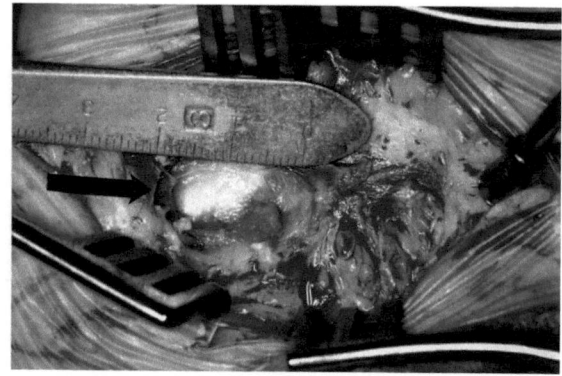

Abb. 1. Darstellung einer Lymphfistel mit Methylenblau. Das Lymphleck in der Leiste konnte durch Färbung nach zunächst erfolgloser Erstoperation genau geortet und gezielt verschlossen werden

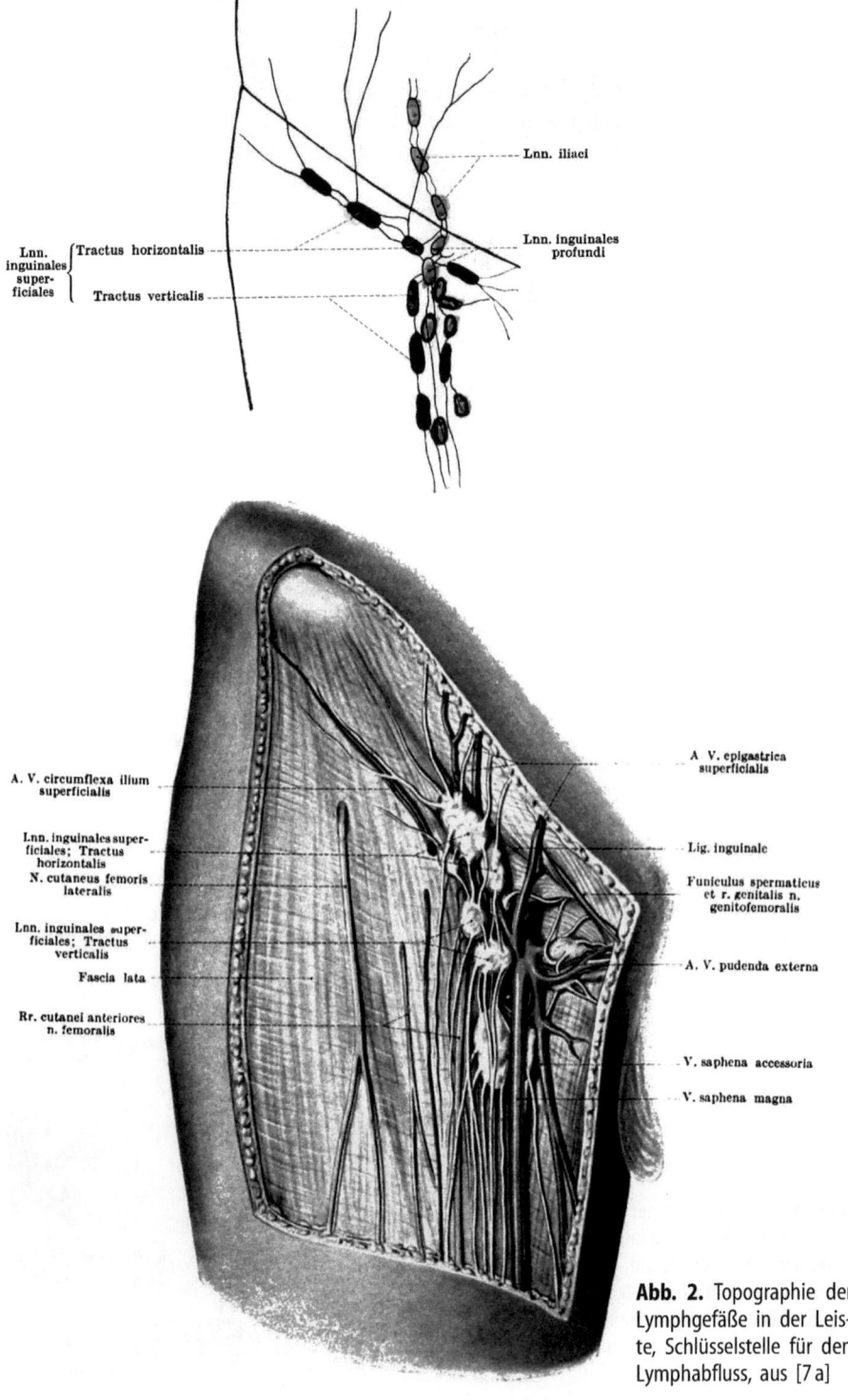

Abb. 2. Topographie der Lymphgefäße in der Leiste, Schlüsselstelle für den Lymphabfluss, aus [7a]

Die Leiste ist eine Schlüsselstelle des Lymphsystems, weil hier wichtige Lymphbahnen zusammenfließen und die „Engstelle Leistenkanal" passieren müssen. Die Darstellung der Lymphknoten und -bahnen (Abb. 2) lässt erkennen, wie schwierig es ist, unter Schonung der Lymphstrukturen die Gefäße zu erreichen. Dies gestaltet sich bei Rezidiveingriffen erwartungsgemäß noch schwieriger.

Lymphatische Komplikationen im eigenen Klientel

Es wurde versucht, retrospektiv alle lymphatischen Komplikationen von der postoperativen Schwellung bis zur Lymphfistel im Zeitraum zwischen 2000 und 2004 aufzulisten.

Dabei mussten wir leider feststellen, dass dies kaum an exakten Zahlen zu beantworten war. Der Versuch einer Nachuntersuchung offenbarte Mängel in der unmittelbaren postoperativen Einschätzung, der Dokumentation und Nachuntersuchung, wobei natürlich auch gesellschaftspolitische und abrechnungstechnische Aspekte erwähnt werden müssen.

So lauten selbstkritisch die wichtigsten Aussagen:
- Beinschwellungen, Lymphödem und kleinere Serome wurden nicht exakt erfasst.
- Eine exakte Differenzierung in postoperative Beinschwellung, Lymphödem und Serome wurde nicht vorgenommen.
- Hinsichtlich dieser Komplikationen besteht eine große Dunkelziffer.
- Lediglich die Punktion von Seromen, nachträgliche Einlage von Drainagen zur Lymphableitung und alle operativen Revisionen waren dokumentiert.

Schon die scheinbar banale Beinschwellung sahen wir bei femoro-distalen Rekonstruktionen in einer Häufigkeit von etwa 25%. In etwa der Hälfte der Fälle war sie rasch regredient, bei den restlichen Patienten wurde eine erfolgreiche Lymphdrainage begonnen und ambulant weitergeführt. Soweit nachvollziehbar, war die Schwellung nach femoro-distalen Bypassrekonstruktionen nach 3 Monaten bei allen Patienten nicht mehr nachweisbar. Der Lymphabfluss der operierten Beine hatte sich klinisch vollständig normalisiert.

Ergebnisse

Tabelle 2 demonstriert die Häufigkeit und Lokalisation unserer retrospektiv nachvollziehbaren lymphatischen Komplikationen wie Serome, Lymphome und Lymphfisteln im Berichtszeitraum von 2000–2004.

Erwartungsgemäß rangiert in der Lokalisation vordergründig die Leistenregion mit 85% (59 Patienten) an erster Stelle. Lymphatische Komplikationen im Unterbauch traten einmal nach schwierigem Cross-over-Bypass und einmal nach einem ileo-femoralen Rezidiveingriff auf.

Bei Seromen und Lymphozelen in der Leistenregion konnte in etwa der Hälfte der Fälle erfolgreich punktiert werden (maximal 3 Punktionen). Bei den restlichen Patienten wurde teils eine nachträgliche Passivdrainage einge-

Tabelle 2. Häufigkeit und Lokalisation aller lymphatischen Komplikationen nach peripheren arteriellen Rekonstruktionen

Lokalisation	Serom (<10 ml)	Lymphozele (>10 ml)	Lymphfistel	Gesamt
▌ Leiste 59 (95%)	15 (8-mal+)	38 (16-mal+)	6 (3-mal+)	59
▌ Unterbauch 2 (3%)	1 (1-mal+)	1 (1-mal+)		2
▌ Ober-/Unterschenkel 2 (1,5%)	1		1	2
▌ Gesamt	17 (9-mal+)	39 (17-mal+)	7 (3-mal+)	63

63 von 1231 Patienten = 5,1%, Berichtszeitraum: 2000–2004
+ bakteriologischer Erregernachweis

Tabelle 3. Durchgeführte Therapie bei lymphatischen Komplikationen im Berichtszeitraum von 2000–2004 (63 Patienten)

Komplikation	Therapie
▌ Serome/Lymphozele (n=56)	13-mal erfolgreiche Punktion (maximal 3-mal)
	17-mal erneute Drainage
	26-mal Revision, davon 18-mal postoperative Radiatio
▌ Lymphfistel (n=7)	7-mal Revision, davon 5-mal postoperative Radiatio

legt oder es folgte eine operative Intervention, um der zu erwartenden Infektionsgefahr bei Mehrfachpunktionen vorzubeugen. Alle Lymphfisteln wurden sofort revidiert (Tabelle 3).

Operationstechnische Aspekte

Um möglichst wenige Lymphbahnen zu verletzen, ist eine entsprechende subtile Operationstechnik obligat. Es ist zu empfehlen, Lymphstrukturen nicht elektrisch zu koagulieren, sondern zu ligieren bzw. mit dünnem atraumatischem Nahtmaterial zu umstechen. Dies betrifft u. E. auch schon vermutete Lymphbahnen im Fett- und Narbengewebe, besonders bei Rezidiveingriffen. Die Indikation zur operativen Revision bei lymphatischen Komplikationen sollte großzügig gestellt werden, zumal die Übergänge zur drohenden Bypassinfektion fließend sind und objektiv schwer eingeschätzt werden können [7, 9, 13]. Auch ein bakteriologisch „negativer Befund" der Lymphflüssigkeit schließt eine Infektion mit ihren deletären Folgen nicht sicher aus. Entscheidend ist rasches und entschlossenes Handeln, um die drohende Infektion schon in der Frühphase abzuwenden [9, 13]. Dazu gehört eine exakte Revision mit Eröffnung der gesamten Wunde, auch wenn die Lymphfistel scheinbar nur an einem Wundpol imponiert.

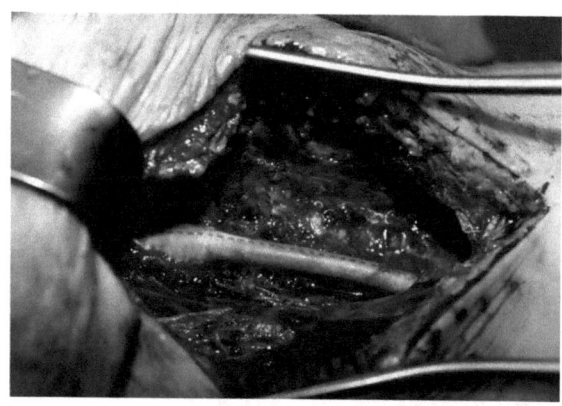

Abb. 3. Revision einer Lymphfistel, schmierige Wundbeläge mit drohender Infektionsgefahr vor Jet-Lavage

Alle Nischen müssen inspiziert und nekrektomiert werden. Als sehr vorteilhaft hat sich die so genannte *Jet-Lavage* erwiesen. Sie garantiert eine optimale mechanische Säuberung durch den Spüldruck (Abb. 3).

In besonderen Fällen müssen alle Register der Infektionsstrategie mit Netzeinlage oder Muskelplomben gezogen werden [11, 13]. Die Einlage einer Passiv- oder Saugdrainage wird individuell entschieden. Um besonders bei infizierter Lymphe den Lymphstau mit Sicherheit zu vermeiden, haben wir in Ausnahmefällen (3-mal) eine Sekundärheilung unter Vakuumversiegelung angestrebt. Abbildung 4 zeigt einen Fall, bei dem eine infizierte Lymphfistel operativ revidiert werden musste.

Seit 3 Jahren führen wir nach operativer Revision der Lymphlecks eine postoperative Oberflächenbestrahlung durch. Ausschlaggebend war ein radiologischer Hinweis auf diese Methode [16, 17]. Durch die Bestrahlung wird ein Entzündungsreiz gesetzt, welcher die Lymphlecks zum Verkleben bringt. Die Gefahr eines späteren Lymphödems besteht nicht; Strahlenschäden sind zu vernachlässigen [16].

Das Operationsgebiet wird mit 3 Sitzungen an 3 aufeinander folgenden Tagen bestrahlt. Dabei werden 3 Gy pro Sitzung verabfolgt. Die Eindringtiefe beträgt bei 180 kV etwa 3–4 cm. Maximal sollen 12–15 Gy (maximal 5 Sitzungen) nicht überschritten werden [16].

Der Erfolg ist umso rascher, je kleiner die Lymphfistel bzw. Lymphozele ist und je kürzer sie besteht.

Abbildung 4b zeigt das Abschlussergebnis der oben genannten Patientin nach postoperativer Radiatio. Trotz schwerem Diabetes mellitus konnte durch Sekundärheilung ein vollständiger Wundverschluss und damit ein definitives Ausheilen der Lymphfistel erreicht werden.

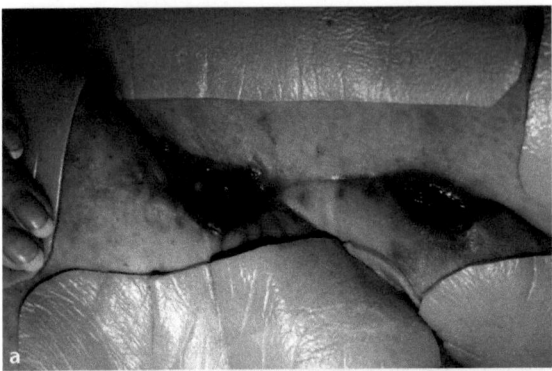
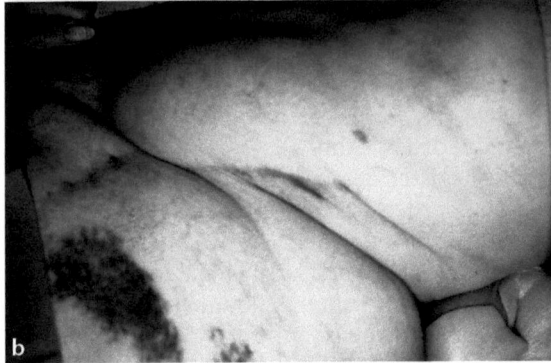

Abb. 4. Lymphfistel: **a** Verlaufskontrolle nach Revision, Sekundärheilung unter Vakuumversiegelung und anschließender Nachbestrahlung, **b** 4 Wochen nach postoperativer Bestrahlung, vollständige Abheilung der Lymphfistel

Schlussfolgerung

Bereits das scheinbar banale Lymphödem stellt die erste Stufe bedrohlicher lymphatischer Komplikationen nach peripheren arteriellen Rekonstruktionen dar und erfordert eine suffiziente Behandlung. Erfolglose Serompunktionen und Lymphfisteln müssen in der Regel rasch und radikal unter Kautelen der Bypassinfektion operativ behandelt werden. Eine postoperative Oberflächenbestrahlung ist zu empfehlen.

Literatur

1. Bray AE, Harrison CL, Colman PD (1994) Common femoral vein compression by lymphocele after femoropopliteal bypass surgery. Eur J Vasc Surg 8:747–749
2. Brenke R, Lind P, Farneb J (Hrsg) (1996) Adjuvante Therapie beim Lymphödem. Lymphologie 20:25–29
3. Browse N, Burnaud KG, Mortimer PS (Hrsg) (2003) Disease of the lymphatics. Arnold, London
4. Busch T, Lotfi S, Sirbu H, Dalichau H (2000) Chyloperitoneum – a rare complication after abdominal aortic aneurysm repair. Ann Vasc Surg 14:175–177
5. Dueme AA, Werner JA (2000) Functional anatomy of lymphatic vessels under the aspect of tumor invasion. Recent Result Cancer Res 157:82–89

6. Földi M, Kubik S (Hrsg) (2002) Lehrbuch der Lymphologie. Urban & Fischer, München Jena
7. Ganger N, Korthius R (1995) Physiological mechanism of postischemia tissue injury. Ann Rev Physiol 57:311-332
7a. Hafferl A (1957) Lehrbuch der topographischen Anatomie. Springer, Berlin Göttingen Heidelberg, S 264
8. Hepp W (2001) Chronische femoropopliteale Verschlüsse. In: Hepp W, Kogel H (Hrsg) Gefäßchirurgie. Urban & Fischer, München, S 412
9. Hepp W (2001) Postoperative Infekte. In: Hepp W, Kogel H (Hrsg) Gefäßchirurgie. Urban & Fischer, München Jena, S 669
10. Hogan RD (1981) The initial lymphatics and interstitial fluid pressure. In: Hargens AR (ed) Tissue fluid pressure and composition. Williams & Wilkins, Baltimore
11. Jeanette K, Chang JK, Calligaro KD, Ryan S, Runyan D, Dougherty MJ, Stern JJ (2003) Risk factors associated with infection of lower extremity revascularisation. Analysis of 365 procedures performed at a teaching hospital. Ann Vasc Surg 17:91-96
12. Kogel H (2001) Chronische arterielle Verschlussprozesse. In: Hepp W, Kogel H (Hrsg) Gefäßchirurgie. Urban & Fischer, München Jena, S 408
13. Kogel H (2000) Postoperative Komplikationen in der Gefäßchirurgie. In: Hepp W, Kogel H (Hrsg) Gefäßchirurgie. Urban & Fischer, München Jena, S 448
14. May R (2004) Primäre Varikosis. In: Heberer van Dongen RJ (Hrsg) Gefäßchirurgie. Springer, Berlin Heidelberg New York, S 763
15. Trevidic P, Mason M (1988) Indications of surgery in patients with lymphoedemas: toward a multi disciplinary unit of decision. Lymphology Suppl 31:566-569
16. White M, Mueller PR, Ferrucci JT, Simeone JF (1985) Percutaneous drainage of postoperative abdominal and pelvic lymphoceles. Am J Radiol 145:1065
17. Williams GN, Howard N (1981) Management of lymphatic leakage after renal transplantation. Transplantation (31:134

Physiotherapeutische Möglichkeiten bei postoperativen Ödemen nach arterieller Gefäßrekonstruktion

B. HEINIG, H.-J. FLOREK

▌ Physiotherapeutic options for the therapy of postoperative edema following arterial vessel reconstruction

▌ **Summary.** The pathogenesis of post-reconstructive edema after successful arterial vessel reconstruction is often multifactorial. Mainly it is protein rich edema, which requires a decongestive therapy in the early postoperative phase. Otherwise in case of persistent swelling, it will lead to the typical complications such as fibrosclerosis and increased risk of infection of the tissue. Complex physical decongestive therapy in a clinical finding adapted form should consist of the following components: 1) manual lymphatic drainage, 2) decongestive gymnastics, 3) with special attention bandaging of the extremities may be possible and 4) special skin care according to the peripheral arterial supply areas.

▌ **Zusammenfassung.** Die Pathogenese postrekonstruktiver Ödeme nach erfolgreichen arteriellen Gefäßrekonstruktionen ist meist multifaktoriell. Es handelt sich um eiweißreiche Ödeme, die in der postoperativen Phase einer entstauenden Behandlung bedürfen, da es ansonsten bei Schwellungspersistenz zu den typischen Komplikationen mit Fibrosklerose und Infektanfälligkeit des Gewebes kommen kann. Komplexe physikalische Entstauungstherapie in befundadaptierter Form mit den Komponenten: manuelle Lymphdrainage, Entstauungsgymnastik, in Einzelfällen unter besonderer Vorsicht auch Bandagierung sowie Hautpflege kommt entsprechend der arteriellen Ausstrombahn zum Einsatz.

▌ Einleitung

Noch bis vor wenigen Jahren galt ein postoperativ auftretendes Ödem nach peripherer arterieller Gefäßrekonstruktion als Therapieerfolg. Es oblag dem ambulant weiterbetreuenden Arzt, nach bestem Wissen anhaltende Schwellungen der betroffenen Extremität entstauend zu behandeln. Die Praxis zeigte jedoch, dass derartige Entstauungsmaßnahmen häufig frustran und für die Patienten wenig hilfreich ausfielen. Es mochte an Unkenntnis oder therapeutischer Unsicherheit im Falle implantierter Arterienbypässe, zuweilen sicher auch an fehlendem Interesse oder Compliance liegen – das Ergebnis war ein persistierendes Extremitätenödem mit allen daraus resultierenden Komplikationsmöglichkeiten.

Die periphere arterielle Verschlusskrankheit stellt ein generelles und progredientes Leiden dar. Mit implantierten arteriellen Bypässen kann die periphere Ausstrombahn verbessert und damit die Lebensqualität der Patienten entscheidend beeinflusst werden, jedoch – obwohl durch exakte chirurgische Operationstechnik ideal an die anatomischen Verhältnisse angepasst – Bypassanlagen stellen einen schwer wiegenden Eingriff für den Patienten dar. In der Regel besitzen Bypässe eine begrenzte Funktionsfähigkeit. Zuweilen werden sie durch den Organismus als Fremdkörper empfunden (Perigraftreaktion). Die Folge sind notwendige Rezidiveingriffe zum Erhalt der Extremität. Da die Zahl voroperierter Patienten deutlich steigt und jede neue Intervention wiederum ein Ödemrisiko in sich birgt oder ein bereits vorliegendes Ödem verstärkt, muss das Ziel moderner gefäßchirurgischer Versorgung heute nicht nur die erfolgreiche Rekonstruktion, sondern ebenso die Schaffung postoperativ entstauter Gewebeverhältnisse sein. Dafür steht im Zug der neuen Abrechnungsverfahren klinischer Bereiche zumeist nur ein begrenzter Behandlungszeitraum zur Verfügung, sodass ein effektives und komplexes Handeln gefordert ist.

An dieser Stelle sollen daher physiotherapeutische Möglichkeiten der Behandlung postoperativer Ödeme nach arteriellen Gefäßrekonstruktionen vorgestellt werden, wie sie in der Klinik für Gefäßchirurgie am Krankenhaus Dresden-Friedrichstadt, Akademisches Lehrkrankenhaus der TU Dresden, zum Einsatz kommen.

Lymphödem

Das Lymphödem an sich wird als Folge einer mechanischen (Niedrigvolumen-)Insuffizienz des Lymphgefäßsystems (Abb. 1) charakterisiert. Resultat ist eine herabgesetzte Transportkapazität, welche zur Retention lymphpflichtiger Lasten im Interstitium führt, weil das Lymphgefäßsystem nicht in der Lage ist, die anfallenden lymphpflichtigen Lasten zu bewältigen [3]. In der Folge und besonders bei ausbleibender Therapie kommt es zu Bindegewebeproliferationen, Sklerose und gelegentlich Fetteinlagerungen [4]. Damit ist eine Progredienz zu erwarten.

Abb. 1. Anatomische Lagebeziehung der Lymphgefäße, **a** Einbau der Lymphkapillare im Interstitium, *1* arterieller Schenkel der Blutkapillare, *2* venöser Schenkel der Blutkapillare, *3* Lymphkapillare, *4* offene Interzellularfuge – schwingender Zipfel, *5* Fibrozyt, *6* Ankerfibrillen, *7* Interzellularraum, *kleine Pfeile* Richtung des Blutstroms, *große Pfeile* Richtung der Interzellularflüssigkeit; **b** schematische Blockdarstellung der Hautschichten mit den Blut- und Lymphgefäßen, *1* aufgehobener Epidermisabschnitt, *2* Epidermiskämme, *3* Buchten für die Coriumpapillen, *4* Coriumpapillen mit Kapillarschlingen, *5* Stratum papillare, *6* Blutkapillarschlingen, *7* Gefäßmaschen der subpaillären Arterioen und Venulen, *8* Lymphkapillarmaschen, *9* Präkollektoren im Stratum fibrosum des Corium, *10* Subkutis, *11* subkutaner Kollektor, *12* intrakutane Injektion: *a* in einem Lymphgefäß; *b* paravasal; *13* subkutane Injektion; *a* Resorbtionsweg; *b* Transportweg eines intrakutanen Depots; *c* Resorbtionsweg; *d* Transportweg eines subkutanen Depots, aus Földi u. Kubik [1]

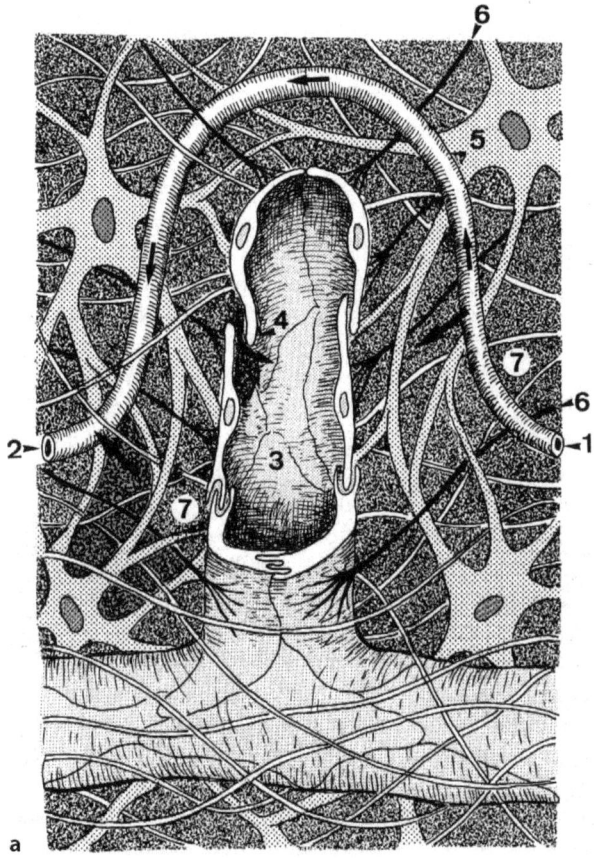

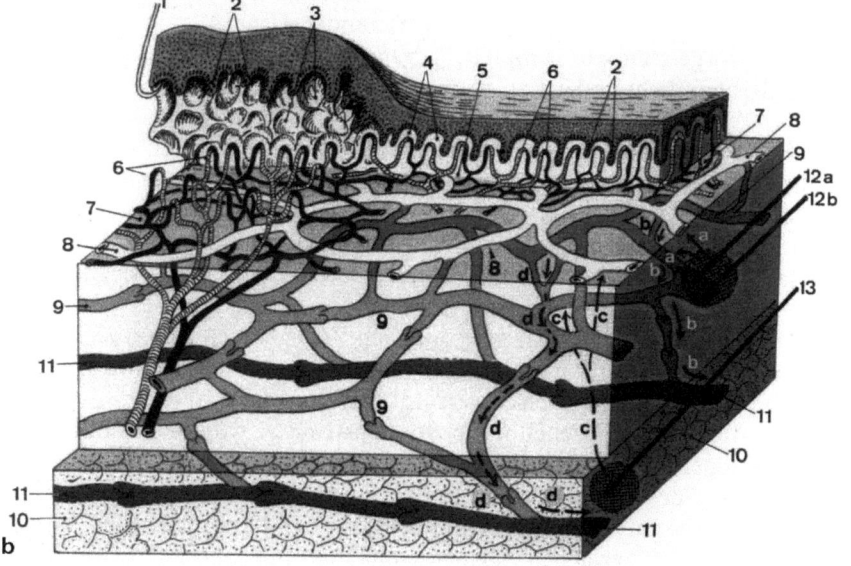

Es werden primäre und sekundäre Lymphödemformen unterschieden. Bei Ersterem spielen angeborene Störungen oder Fehlbildungen des Lymphgefäßsystems eine Rolle. Im Gegensatz dazu liegt bei letzterem eine mechanische Insuffizienz des Lymphgefäßsystems bekannter Ursache vor [3].

Postrekonstruktives Ödem

Seine Genese nach arteriellem Gefäßeingriff ist in der Regel multifaktoriell. Es handelt sich um eine postoperativ nach arterieller Gefäßrekonstruktion auftretende Lymphödemkombinationsform, zumeist im Bereich der unteren Extremitäten. Folglich sind die Mechanismen hierbei von komplexer Natur. In der Literatur wird die Entstehung folgendermaßen erklärt [3]:

Man geht von einer präoperativ vorliegenden Gewebeischämie infolge langfristig bestehender peripherer arterieller Verschlusskrankheit aus, welche über längere Zeit zu einer Schädigung der Muskulatur präkapillarer Arteriolen und Lymphgefäße geführt hat. Zudem werden bei der chirurgisch notwendigen Schnittführung unweigerlich Lymphgefäße durchtrennt.

War die operative Gefäßrekonstruktion erfolgreich, kommt es zu einer so genannten „Reperfusionsschädigung". Dabei bleiben Leukozyten an den Endothelzellen v. a. der postkapillären Venulen haften, werden aktiviert und geraten nach Földi u. Kubik [3] in den Zustand des sogenannten respiratory burst. In diesem setzen sie H_2O_2, freie Sauerstoffradikale und proteolytische Enzyme frei, was zu einer hochgradigen Schädigung der Endothelzellen führt. Die Folge sind eine enorme Permeabilitätssteigerung und nachfolgend Ausströmen von eiweißreichem Exsudat ins Interstitium. Außerdem können Lymphpumpe sowie Lymphgefäßklappen geschädigt werden. Hinzu kommen eine über mehrere Stunden andauernde postoperative aktive Hyperämie sowie die Folgen eines akut entzündlichen Zustands – dem ein operativer Eingriff für den Körper entspricht – mit Ödematisierung. Aus allen genannten Vorgängen resultiert letztlich der Anstieg des effektiven ultrafiltrierenden Drucks.

Fazit: Das vorgeschädigte Lymphgefäßsystem ist nicht in der Lage, die akut anfallende lymphpflichtige Last zu bewältigen.

▎ **Klinische Symptomatik.** Das postrekonstruktive Ödem ist durch eine weiche, Dellen hinterlassende Schwellung gekennzeichnet. Die Haut im Ödembereich ist entzündlich gerötet, überwärmt, häufig sogar glasig und gespannt (Abb. 2). Es findet sich eine ausgeprägte Berührungsempfindlichkeit. In der Regel liegt eine distale Ödembetonung vor, sodass die Akren mit betroffen sind. Das Stemmer-Kaposi-Zeichen ist dann positiv.

Kleinste, petechiale Blutungen sind möglich. Gelegentlich lassen sich interdigital Hautläsionen oder Mazerationen nachweisen, die durch entsprechend wirksame Externapräparate topisch versorgt werden müssen.

In der klinischen Praxis sehen wir postrekonstruktive Ödeme v. a. in der unmittelbar postoperativen Phase bei zunehmender Mobilisierung. Prädisponiert zur Ausbildung eines derartigen Ödems nach arterieller Rekonstruktion sind besonders Patienten mit Begleiterkrankungen wie z. B. Herz- oder Nierensymptomatik mit Insuffizienzzeichen, Diabetes mellitus mit/ohne Polyneuropathie,

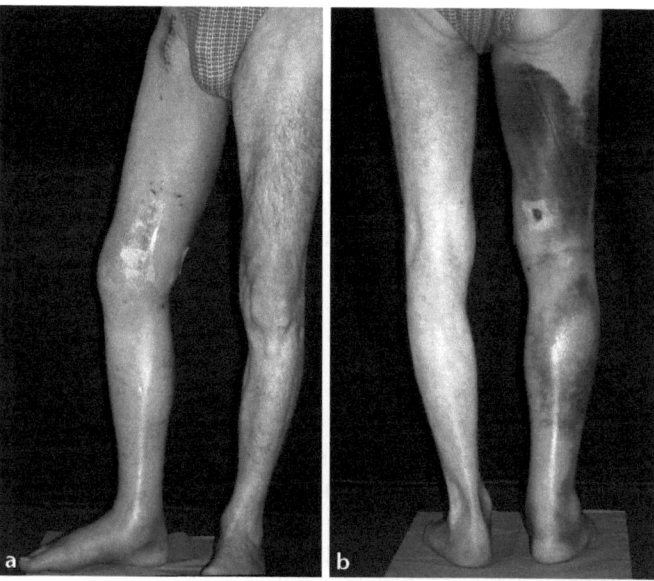

Abb. 2. Postrekonstruktives Ödem nach femoro-poplitealem Bypass mit massiver Hämatombildung bei präoperativer Antikoagulation

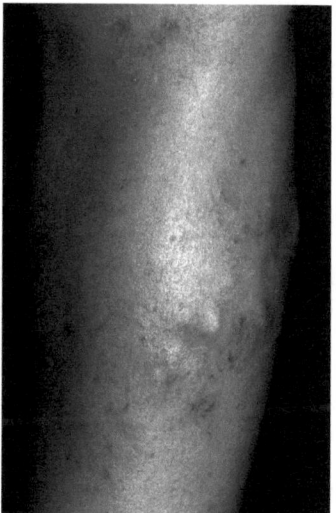

Abb. 3. Präoperativ vorbestehende chronisch-venöse Insuffizienz als Risikofaktor

chronisch-venöse Insuffizienz (Abb. 3), Voroperationen mit/ohne Gefäßbeteiligung, die ihrerseits ein Ödemrisiko bieten. Auch bei gefäßchirurgischen Rezidiveingriffen ist häufig mit einem postrekonstruktiven Ödem zu rechnen.

▌ Physiotherapie in der unmittelbar postoperativen Phase. Sie erfordert eine hohe Sensibilität bei der Indikationsstellung der einzelnen Maßnahmen sowie das absolute Zusammenwirken von Ärzten, Schwestern und Physiotherapeuten. Da infolge des noch eingeschränkten Allgemeinzustands der Patienten oft nur eine sehr milde Reizsetzung möglich ist, sollte die Physiotherapie über den Tag verteilt, mindestens jedoch 2-mal, erfolgen. Damit ist ein hoher Aufwand an Zeit und Behandlertätigkeit verbunden.

Die komplexe physikalische Entstauungstherapie (KPE) nach Földi u. Kubik [3] ist als konservative Behandlungsform das Mittel der Wahl und etabliert. Sie besteht aus folgenden Komponenten:
- manuelle Lymphdrainage
- Kompressionstherapie
- entstauende Bewegungstherapie
- Hautpflege.

Nur das Zusammenwirken dieser Einzelanwendungen kann ein optimales Therapieergebnis sichern. Voraussetzung für das Verständnis des Wirkprinzips der KPE ist dabei die Kenntnis der Fördermechanismen des Lymphtransports [3]:
- Kontraktion der Lymphangione
- aktive und passive Bewegungen
- Arterienpulsation
- Muskelpumpe
- Massage
- Atmung

Absolute Kontraindikationen für KPE stellen kardiale Ödeme bei chronisch-ischämischer Herzkrankheit (CIHK) und/oder dekompensierter Herzinsuffizienz, akute Entzündung mit Nachweis pathogener Keime/Erysipele, akute Thrombophlebitis sowie akute tiefe Beinvenenthrombose dar [4]. Es sei noch einmal betont, dass KPE während der postoperativen Phase eine besonders kritische Indikationsstellung erfordert.

Manuelle Lymphdrainage (ML). Bekannt ist, dass eine milde mechanische Reizsetzung zur Steigerung der Lymphangiomotorik beiträgt. Bestimmend für die angewendeten Grifffassungen sind Ödem- und Hautbefund.

Verschiedene Griffe kommen entsprechend dem Drainagegebiet zum Einsatz. „Stehende Kreise" (Abb. 4a), „Pumpgriff", „Schöpfgriff" und „Drehgriff" bilden die Grundlage des ML-Aufbaus [6].

Häufig ist der zugehörige Körperquadrant bei einem Extremitätenödem mit betroffen. Der therapeutische ML-Aufbau beginnt daher zentral mit der Anregung regionärer Lymphknotenstationen und nutzt anatomisch präformierte Anastomosenwege. Dazu gehören axillo-axillare, inguino-inguinale und axillo-inguinale Transportwege [6]. Hals- und Bauchtiefdrainagen werden postoperativ durch uns nicht durchgeführt. Der Drainageschub ist nach zentral gerichtet (Abb. 4b). Die ML wird in jedem Fall mit Atemübungen zur zentralen Lymphsoganregung verbunden. Positive Nebeneffekte sind dabei die gleichzeitig praktizierte Pneumonieprophylaxe sowie das Erzielen eines allgemeinen Entspannungsmoments.

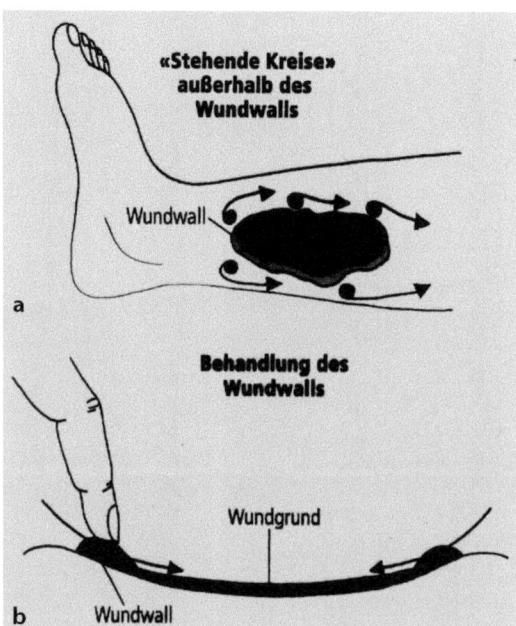

Abb. 4. Lokale manuelle Lymphdrainage zur Entstauung des Wundgebiets, nach Földi u. Kubik [2]

Beim Vorliegen von Ulzerationen ist die *lokal ausgeführte manuelle Lymphdrainage* in der Lage, den Heilungsprozess deutlich zu beschleunigen. Diese Therapieoption sollte jedoch dem stationären Bereich vorbehalten sein. Absolute Voraussetzung dafür sind sterile Arbeitsbedingungen und eine tägliche Befundkontrolle. Sowohl suffiziente topische Therapie als auch bei entsprechender Indikation systemischer Antibiose sind bei der Durchführung lokaler manueller Lymphdrainage im Wundgebiet angezeigt.

Kompressionstherapie. Ihre Anwendung bei Ödemen ist in der Literatur umfangreich beschrieben. Grundlegende Wirkmechanismen sind dabei [6]:
1. Erhöhung des Gewebedrucks und Senkung des effektiv ultrafiltrierenden Drucks
2. Rückflussverhinderung der durch die ML verschobenen Flüssigkeit
3. Reduzierung von Bindegewebeproliferationen
4. Kombination mit entstauender Bewegungstherapie zur Steigerung der Effektivität

Im Rahmen der komplexen physikalischen Entstauungstherapie beim Lymphödem kommt der Kompression eine zentrale Stellung zu [5]. Im Allgemeinen wird der Kompressionsdruck befundadaptiert möglichst hoch gewählt, um bindegewebigen Veränderungen wirksam begegnen zu können.

Völlig anders ist die Situation in der postoperativen Behandlung von Ödemen nach arterieller Gefäßrekonstruktion. *Absolute Priorität besitzen die arterielle*

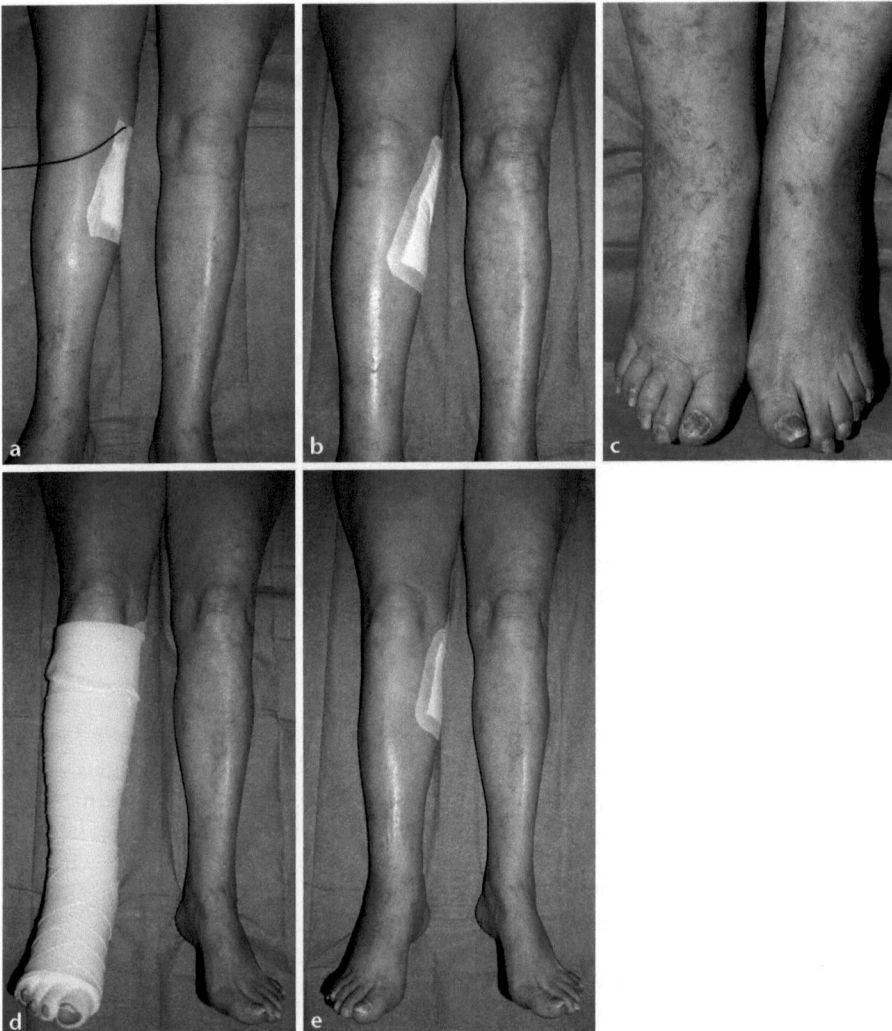

Abb. 5. Artiflexgepolsterte Unterschenkelbandage mit Idealbinden beim postrekonstruktiven Ödem nach femoro-poplitealem Bypass. **a** Liegende Redondrainage am ersten postoperativen Tag, **b** entfernte Redondrainage, auffällige Umfangsdifferenz der Beine, **c** distal betontes postoperatives Ödem mit positivem Stemmer-Zeichen rechts, **d** angelegte Bandage, darunter ausgeführte entstauende Bewegungsübungen, **e** nach Entfernung der Bandage deutliche Umfangsreduktion des operierten Beines

Ausstrombahn nach Rekonstruktion sowie der operativ erreichte periphere arterielle Druck.

Da beim akuten postrekonstruktiven Lymphödem in der Regel noch keine fibrosklerotischen Gewebeveränderungen vorliegen, erfolgt die Kompressionstherapie nahezu *ohne Ausübung eines Drucks durch Anlegen einer zeitlich limitierten und gepolsterten Bandage* (Abb. 5).

Die Akren müssen als Endstrecke in die Wicklung einbezogen sein. Verwendung finden hierfür elastische Mullbinden (Unifix). Im Anschluss wird ein Trikofixschlauchverband auf die Haut gezogen, um jegliche Reizung durch Polstermaterial zu vermeiden. Es folgen 2 Lagen Polsterwatte (Artiflex). Ausschließlich deren Fixierung dient letztlich das Anlegen einer Idealbinde ohne Ausnutzung der elastischen Zugelemente. Mit dieser Bandageform wird im Ödemgebiet ein weicher Widerstand für die Muskulatur geschaffen, der sich in der anschließenden entstauenden Bewegungstherapie als deutlich unterstützend für Muskel- und Gelenkpumpen erweist.

Die Indikationsstellung zum Anlegen einer derartigen Bandage erfolgt entsprechend den postoperativen arteriellen Druckverhältnissen durch den Arzt und darf verständlicherweise nur durch den versierten und auf dem Gebiet der postoperativen Entstauung im Bereich der Gefäßchirurgie tätigen Physiotherapeuten erfolgen. Hinsichtlich der begrenzt zur Verfügung stehenden postoperativen Behandlungszeit wird damit die Kombination entstauender Maßnahmen interessant.

Bewegungstherapie. Muskel- und Gelenkpumpen beeinflussen in erheblichem Maß venös-lymphatische Transportmechanismen [3]. Eine intensive postoperative Bewegungstherapie dient somit nicht nur der Mobilisierung, sondern auch entstauenden Behandlungszielen. Entsprechend den postoperativ möglichen Bewegungsmaßen (z. B. Limitierung der Kniegelenkbeweglichkeit infolge femoro-poplitealer Bypässe) erhalten die Patienten täglich befundadaptierte Bewegungstherapie bezüglich Gelenkmobilität, entstauendem Moment und Optimierung des Gangbilds. Bestehende Bewegungseinschränkungen und muskuläre Dysbalancen müssen behandelt werden, um Muskelketten möglichst in ihrer Gesamtheit zu aktivieren.

Verschiedene krankengymnastische Techniken kommen entsprechend dem individuellen Befund zum Einsatz (z. B. geführte Bewegungsübungen, manuelle Therapie für Gelenkmobilisation, postisometrische Relaxation PIR).

Fazit

Zusammengefasst besteht die entstauende Behandlung gefäßchirurgischer Patienten unseres Hauses mit postrekonstruktivem Ödem aus:
- Atemtherapie zur zentralen Lymphorganregung und Pneumonieprophylaxe
- bei entsprechender Befundkonstellation manuelle Lymphdrainage (Abb. 6)
- unter besonderer Vorsicht und nach kritischer Indikationsstellung zeitlich limitierte Bandage der gestauten Extremität (Abb. 6)
- Bewegungstherapie und Gangschulung.

Ein gefäßchirurgischer Eingriff kann für den Patienten entscheidend zur Verbesserung der Lebensqualität beitragen. Postoperative Entstauungstherapie bei akuten Schwellungen nach Anlage arterieller Bypässe erscheint uns dringend angezeigt, da sowohl durch nachfolgende Komplikationen als auch durch die Verletzungsgefahr bei persistierendem Extremitätenödem der Operationserfolg negativ beeinflusst werden kann.

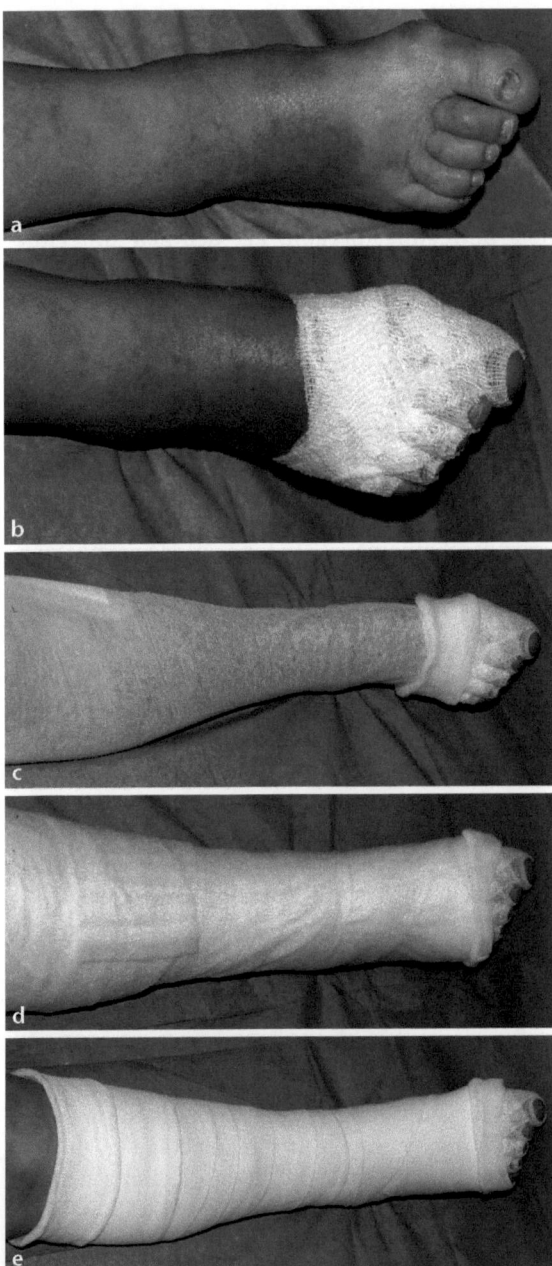

Abb. 6. 84-jährige Patientin, **a** Bein postoperativ nach femoro-poplitealem Prothesenbypass (Reeingriff) Umfangsreduktion durch ML, Bandage und entstauender Bewegungstherapie bei postrekonstruktivem Ödem (**b–e**)

Literatur

1. Földi M, Kubik S (1991) Lehrbuch der Lymphologie, 2. Aufl. Fischer, Stuttgart Jena New York, S 4
2. Földi M, Kubik S (1993) Lehrbuch der Lymphologie, 3. Aufl. Fischer Stuttgart Jena New York, S 496
3. Földi M, Kubik S (2002) Lehrbuch der Lymphologie, 5. Aufl. Urban & Fischer, München Jena
4. Földi E, Baumeister RGH, Bräutigam P, Tiedjen K (1998) Zur Diagnostik und Therapie des Lymphödems. Dtsch Arztebl 13:740–747
5. Werner GT (2001) Das Lymphödem in Diagnostik und Therapie. Phys Med Rehab Kur 11:71–76
6. Werner GT, Strößenreuther R (1998) Grundlagen und therapeutische Ideen zur Behandlung von Lymphödemen. Phys Rehab Kur Med 8:104–109

Manuelle Maßnahmen rund um die Wundheilung aus lymphologischer Sicht

P. Staudinger

▌ Manual measures in association with wound healing under lymphological aspects

▌ **Summary.** Every wound, either iatrogenic or chronic, causes swelling. Before managing wound swelling, the cause of the edema should be determined first. An applicable principle is that every edema is equivalent with an insufficiency of the lymphatic transport capacity. A wound interrupts the superficial lymphatic pathways. This results in a swelling of the wound edges and or the surrounding; wound-healing disturbances are the consequence. CPD (combined physical decongestion therapy) is a successfully proven edema management and should always be the first priority. Single or isolated components of CPD are not successful and can cause damage.

▌ **Zusammenfassung.** Da jede Wunde, ob iatrogen oder chronisch bedingt, mit einer Schwellung einhergeht, ist nach deren Ursache zu forschen. Als Grundsatz gilt: Jedes Ödem ist gleichbedeutend mit einer Insuffizienz der lymphatischen Transportkapazität. Eine Wunde unterbricht die oberflächigen lymphatischen Wegstrombahnen, woraus ein Wundrandödem oder ähnliches resultiert. Eine Wundheilungsstörung ist die Folge. Die KPE (kombinierte physikalische Entstauungstherapie) ist in jedem Fall erfolgreich und hat ein Ödemmanagement zum obersten Ziel. Einzelbestandteile der KPE sind im Regelfall nicht erfolgreich und können sich gegenteilig auswirken.

▌ Einleitung

Die Ursache eines Ödems ist immer eine Störung des Flüssigkeitsabflusses. Daraus resultierend ist das Ödem immer kausal mit Wundheilungsstörungen in Verbindung zu setzen. Folglich zieht eine erfolgreiche Ödembehandlung eine Verbesserung der Wundheilung, eine Verkürzung der Wundheilungszeit und eine schnellere Abheilung nach sich. Die komplexe physikalische Entstauungstherapie (KPE) ist nicht nur in der Ödembehandlung erfolgreich, sondern auch in der Therapie von chronischen Wunden höchst effektiv.

Grundlagen

Ursachen von Ödemen

Wie von Orth [2] deutlich dargestellt, sind die ursächlichen Auslöser von Ödemen vielfältig und immer mit dem lymphatischen System in Verbindung zu bringen. Die Folge einer Insuffizienz des Lymphgefäßsystems ist stets ein Ödem und umgekehrt (Abb. 1). Jedes Ödem ist somit mit einer Insuffizienz des Lymphgefäßsystems gleichbedeutend [1].

Ein erfolgreiches Management dieser klinischen Bilder beinhaltet den Einsatz der kompletten Maßnahmen der KPE unter stringenter Berücksichtigung der Vorgänge und Druckverhältnisse im interstitiellen Raum. Vereinfacht dargestellt umfassen die Lymphkapillar- und Mikrozirkulationsfunktionen in diesem Raum:
- Ernährung des Gewebs gleichbedeutend mit arterieller Versorgung.
- Absorption nicht lymphpflichtiger Flüssigkeit erfolgt durch das venöse System.
- Aufnahme lymphpflichtiger Eiweißlast erfolgt ausschließlich über das lymphatische System.

Die Rolle, die dem initialen Lymphgefäß zur Wahrung der Flüssigkeitshomöostase und damit der Ödemprävention zufällt, besteht zum einen in der ausreichenden Aufnahme von Gewebeflüssigkeit, zum anderen im Abtransport der anfallenden Lymphe.

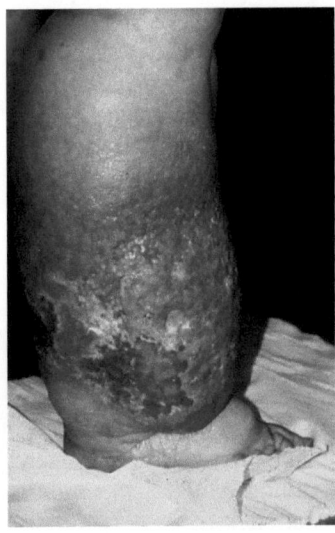

Abb. 1. Insuffizienz der lymphatischen Kompensation, eiweißreiches Ödem

Komplexe physikalische Entstauungstherapie

Um oben angeführte Funktionen zu unterstützen und nicht zu behindern, sind die manuellen Maßnahmen der KPE wie folgt:
- **Medizinische Hautpflege:** Verhinderung des Austrocknens der Haut und Prophylaxe einer zusätzlichen Kontamination der Wunde.
- **Manuelle Lymphdrainage:** Hauptziel ist die Anregung der Lymphtätigkeit, um Lymphe zu verschieben und die Transportkapazität zu erhöhen.
- **Kompressionstherapie:** Während der Entstauungstherapie hat sich der Einsatz von gepolsterten Kurzzugbinden – Verbände ohne dynamischen, elastischen Kompressionsdruck – hervorragend bewährt. Die mikrozirkulatorischen Funktionen bleiben nahezu unbehindert, und die Unterstützung der Muskelpumpenleistung in Bezug auf den venös/lymphatischen Rückfluss ist durch die hohe Widerstandskraft („stiffness") der Bindenstruktur dem einer Faszie ähnlich [3].
- **Bewegungstherapie:** In der Wechselwirkung mit dem Widerlager des unterstützenden Verbands und der Muskelpumpenwirkung wird die Effektivität der lymphatischen und venösen Entstauung deutlich unterstützt. Gleichzeitig ist die arterielle Versorgung durch die Bewegung verbessert.

Folgerungen

Die KPE als manuelle Maßnahme während der Ödemphase der Wundheilung ist mit ihren kompletten Bestandteilen nach meinen praktischen Erfahrungen als sehr wirkungsvoll einzustufen. Selbst bei begleitenden arteriellen Verschlusskrankheiten sind die Maßnahmen erfolgreich einsetzbar. Die Kompression muss in diesen Fällen immer mit äußerster Sorgfalt gewählt werden und darf keinen elastischen, dynamischen Druck ausüben. Nicht elastisches Kompressionsmaterial wie 100%ige Baumwolle ist als gepolsterter Wechselverband immer zu bevorzugen.

Nach erfolgreicher Entstauung und Wundbehandlung ist eine elastische Kompression in den meisten Fällen unabdingbar, jedoch sind die arteriellen Drucksituationen abzuklären. Wenn elastische Kompression indiziert ist, ist der medizinische Kompressionsstrumpf der elastischen Binde immer vorzuziehen.

Praktische Relevanz während und nach der Wundheilung

- Oberstes Ziel ist das Ödemmanagement.
- Der Schutz der Mikrozirkulation vor permanentem lokalem und zirkulärem Druck sollte während der gesamten Behandlung oberstes Gebot sein.
- Die Folgebehandlung der venös-lymphatischen Insuffizienz ist zur Vermeidung einer Reödematisierung unabdingbar

Literatur

1. Földi M, Kubik S (1991) Lehrbuch der Lymphologie. 2. Aufl. Fischer, Stuttgart Jena New York
2. Orth H (1983) Ursachen von Ödemen. DGL, Lymphologie, Bd VII, Heft 1 Originalarbeiten
3. Stemmer R (1980) Effektivität von Kompressionsmaterialien. Dermatologe 31:353

Chirurgische Maßnahmen zur Beseitigung lymphostatischer Schwellungen – Erfolge und Misserfolge
Mikrochirurgisch-rekonstruktiver Ansatz
R. G. H. BAUMEISTER

Surgical procedures to solve lymphostatic swellings – issues and failures

Summary. Different surgical therapeutical options are described in the light of their answer to the pathophysiology of lymphoedema in order to evaluate the probability of success or failure. The direct reconstruction of a localized interrupted lymphatic system using autogenous lymphatic grafts is described in detail as surgical answer to the centre of the pathophysiology.

Zusammenfassung. Die unterschiedlichen Therapieoptionen werden entsprechend ihrem Angriffspunkt in der Pathophysiologie des Lymphödems mit dem daraus resultierenden wahrscheinlichen Erfolgs- bzw. Misserfolgspotenzial dargestellt. Die direkte Rekonstruktion eines lokal unterbrochenen Lymphsystems durch die autogene Lymphgefäßtransplantation als zentrale chirurgische Antwort auf die entsprechende Pathophysiologie wird detailliert beschrieben.

Einleitung

Chirurgische Maßnahmen zur Beseitigung lymphostatischer Schwellungen werden oft undifferenziert und global als unnötig, unwirksam und teilweise als schädlich bezeichnet. Angesichts einer ganzen Palette von chirurgischen Therapieoptionen werden diese auf die Frage nach einem wahrscheinlichen Erfolg oder Misserfolg unter dem Aspekt ihres Bezugs zur Pathophysiologie des Lymphödems kurz dargestellt. Darüber hinaus wird – ebenfalls unter pathophysiologischen Gesichtspunkten – ein neuerer rekonstruktiver Therapieansatz detailliert ausgeführt.

Pathophysiologie lymphostatischer Schwellung, Implikationen für therapeutische Maßnahmen

Die pathophysiologischen Grundgegebenheiten, die zu lymphostatischen Schwellungen führen, wurden von Földi [7, 8] ausführlich dargelegt. Danach ist von 2 Grundgegebenheiten auszugehen:

1. *lymphatische Last*
   Sie ist definiert als die Menge an produzierter Lymphe in einem Körperabschnitt, z.B. einer Extremität, die pro Zeiteinheit entsteht und über die Lymphwege abtransportiert werden sollte.
2. *lymphatische Transportkapazität*
   Sie beschreibt die Menge an Lymphe, die maximal pro Zeiteinheit aus einem Körperabschnitt abtransportiert werden kann. Sie ist abhängig von der Zahl und Funktion der Lymphbahnen und -knoten.

Im Fall einer lymphostatischen Schwellung übersteigt die lymphatische Last die lymphatische Transportkapazität. Hieraus ergibt sich als Forderung für eine Prophylaxe zum einen bei operativen Maßnahmen eine – so weit vertretbar – weitestgehende Schonung der lymphatischen Abstromwege und bei einer Lymphtransportkapazitätserniedrigung eine – so weit mögliche – Vermeidung einer Erhöhung der lymphatischen Last, etwa durch Manipulationen an den entsprechenden Extremitäten.

Therapieoptionen

Konservativ

In Form der komplexen physikalischen Entstauungstherapie werden ein verbesserter Lymphabtransport durch die Anregung der Funktion vorhandener Lymphbahnen, ein verbesserter Abtransport über lymphatische Wasserscheiden hinweg und eine periphere Druckerhöhung durch kontinuierliche Kompressionsbestrumpfung angestrebt. Es wird in der Regel von einer lebenslangen Behandlungsdauer ausgegangen.

Operativ

Chirurgische Maßnahmen stellen bezüglich ihrer Wirkung in pathophysiologischer Hinsicht keine Einheit dar.

Als erste Gruppe sind *Resektionsmaßnahmen* [4, 5, 14] zu nennen (Tabelle 1, 2).

Tabelle 1. Resektionsmöglichkeiten

Verfahren	Zitat
Gesamte Haut, Subkutangewebe, Faszie	Charles [5]
Teile von Haut und Subkutangewebe	Hohmanns [11]
Zusätzliche Lappenplastik und Verlagerung	Thompson [19]
Fettgewebe durch Liposuktion	Brorson [4], Illouz [12]

Tabelle 2. Vor- und Nachteile der Resektion

Wirkung der Resektion	Vorteile	Nachteile
Lymphtransportkapazität bleibt gleich, evtl. erniedrigt	Rasche Volumenreduktion	Rezidivschwellungen
Lymphatische Last sekundär erniedrigt	Entfernung veränderter Hautareale	Periphere Ödembildung
		Instabile Narbenzonen

Tabelle 3. Ableitende chirurgische Maßnahmen

Verfahren	Zitat
Faszienresektion	Kondoleon [14]
Lappenplastiken	Handley [10], Thompson [17]
Omentumtransposition	Goldsmith [9]
Ileumtransposition	Kinmonth [13]
Einlage von Fäden, Schläuchen	Handley [10]
Lympho-(nodulo)-venöse Anastomosierung	Degni [6], O'Brien [15], Olszewski [16]

Tabelle 4. Vor- und Nachteile der ableitenden Verfahren

Wirkung	Vorteile	Nachteile
Lymphtransportkapazität fraglich erhöht	Oft wenig invasiv	Abfluss über kapillare Shunts von der Entwicklung lymphkapillarer Verbindungen abhängig
	Breite Anwendbarkeit bei lympho-venösen Anastomosierungen	Gegebenenfalls entgegengerichteter Druckgradient bei lympho-venösen Anastomosen
		Erhöhte Komplikationsmöglichkeiten bei Eröffnung größerer Körperhöhlen bei Omentum- und Ileumtransposition

Dabei ist neben einer direkten Gewebereduktion eine Verminderung der lymphatischen Last zu postulieren, da weniger Gewebe in der betroffenen Extremität für die Lymphbildung vorhanden ist. Die lymphatische Transportkapazität wird nicht erhöht. Eventuell muss mit einer operationstechnisch bedingten Schädigung noch funktionierender Lymphabflusswege gerechnet werden. Zumindest bei der Reduktionsmethode durch Liposuktion wurde diese Befürchtung jedoch durch eine Nachuntersuchung nicht bestätigt [4].

Tabelle 5. Rekonstruktive Verfahren

Wirkung	Vorteile	Nachteile
▪ Lymphtransportkapazität nachweislich erhöht	Direkte Rekonstruktion mit körpereigenen Lymphbahnen	Anwendbar bei lokalisierten Lymphbahnunterbrechungen
		Abhängig von zumindest einem gesunden Bein zur Transplantatentnahme

Unter *ableitenden chirurgischen Maßnahmen* [6, 9, 10, 14, 15, 16] werden diejenigen Verfahren zusammengefasst, die eine Lymphableitung außerhalb der normalen lymphatischen Abflusswege zum Ziel haben (Tabelle 3,4). Hierbei ist die Frage nach der ausreichenden dauerhaften Erhöhung des Lymphtransports zu stellen. Bei Lappenplastiken muss eine lympholymphatische Anastomosierung größeren Ausmaßes im kapillaren Stromgebiet ermöglicht werden, um eine ausreichende Transportleistung zu bewirken. Bei der peripheren Ableitung von Lymphe in das Venensystem sind ein möglicher entgegengesetzter Gradient zwischen dem interlymphatischen und dem venösen Druck sowie eine erhöhte Thrombosierungsrate an der Lymph-Blut-Schranke zu beachten. Schließlich sind bei der vorgeschlagenen Einbringung von Fremdmaterial zur Ableitung die erhöhte Infektgefahr im lymphostatischen Gebiet, die Fremdkörperreaktion und eine Fibrosierung zu berücksichtigen, die zum weitestgehenden Verlassen derartiger Maßnahmen geführt haben.

Zentral in das pathophysiologische Geschehen des lymphostatischen Ödems zielt die *direkte Rekonstruktion* [1, 2, 3] eines lokal unterbrochenen Lymphabflusses (Tabelle 5). Durch die Verwendung körpereigener Lymphbahnen und subtilster mikrochirurgischer Methoden lässt sich dem ursprünglichen Zustand am nächsten kommen. Eine nachweisliche signifikante Erhöhung der lymphatischen Transportkapazität bis hin zur Normalisierung bei einzelnen Patienten konnte hierfür belegt werden [18]. Auf dieses Verfahren soll deshalb näher eingegangen werden.

▪ Mikrochirurgisch rekonstruktiver Ansatz zur Therapie des lymphostatischen Ödems

Aus den pathophysiologischen Überlegungen ergibt sich für diejenigen Lymphödeme, deren Ursache in einer lokalisierten, definierten Unterbrechung des Lymphsystems liegt, dass das Optimum eine möglichst direkte Wiederherstellung der Zahl funktionierender Lymphbahnen ist. Diese Lymphödeme stellen in Europa die größte Gruppe dar. In erster Linie handelt es sich um Armödeme nach Brust- und Achseleingriffen sowie um Beinlymphödeme nach gynäkologischen, urologischen und auch gefäßchirurgischen Eingriffen.

Bei primären Lymphödemen eignen sich für eine Transplantation nur diejenigen der von Kinmonth [13] beschriebenen Formen, die eine einseitige lokalisierte Lymphbahnhypo- oder -aplasie im Leisten- und Beckenbereich aufweisen.

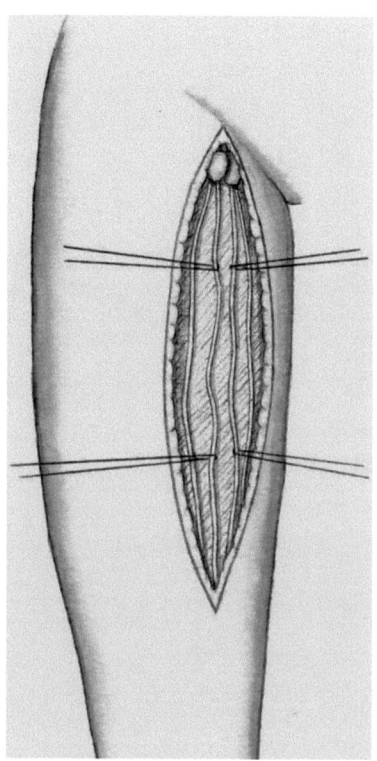

Abb. 1. Entnahme von Lymphgefäßtransplantaten aus dem ventromedialen Bündel am Oberschenkel

Durch die Fortschritte in der Mikrochirurgie mit hoch auflösenden Operationsmikroskopen und die Entwicklung feinster Instrumente und Nahtmaterialien war es möglich, Lymphbahnen vergleichbar mit Arterien und Venen als einzelne Gefäße zu präparieren, zu anastomosieren und dann auch zu transplantieren. Hierfür wurde eine spezielle zugfreie Anastomosierungstechnik entwickelt, die ein Umwenden der auf seitlichen Zug besonders empfindlichen Lymphbahnen vermeidet, die so genannte zugfreie Anastomosierungstechnik.

Experimentelle Vorarbeiten belegten vor der klinischen Einführung die außerordentlich hohe Durchgängigkeitsrate von lympholymphatischen Anastomosen. Diese dürfte u.a. neben der bekannten spontanen Anastomosierungsfähigkeit von Lymphgefäßen auf eine im Vergleich zum Blut nur geringe Thrombosierungseigenschaft der Lymphe zurückzuführen sein.

In der klinischen Anwendung dienen als Transplantate Lymphbahnen, die im ventromedialen Bündel des Oberschenkels verlaufen, das bis zu 16 Lymphbahnen aufweist. Von diesen werden etwa 2–3 Kollektoren verwendet. Es wird darauf geachtet, die Engstellen des Lymphsystems, die Leiste und die Knieregion, nicht zu tangieren. Entsprechend der Länge des Oberschenkels lassen sich so Lymphgefäßtransplantate bis zu einer Länge von etwa 30 cm gewinnen (Abb. 1). Bei einseitigen Beinlymphödemen bleiben die Transplantate an den Leistenlymphknoten des Spenderbeins gestielt. Die Gefäße werden subkutan über die Symphyse hinweg zum Oberschenkel des erkrankten Beines geleitet,

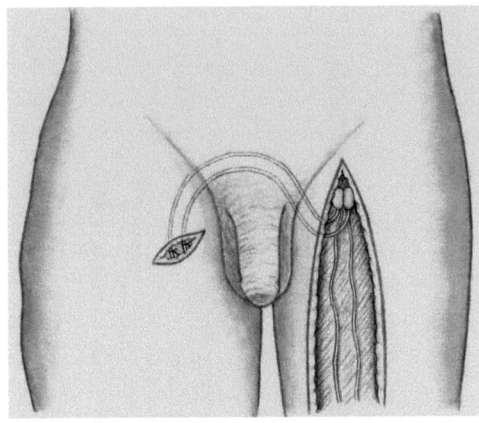

Abb. 2. Transposition von an den Leistenlymphknoten des Spenderbeins gestielten Transplantaten zur erkrankten Seite mit mikrochirurgischen lympholymphatischen End-zu-End-Anastomosen

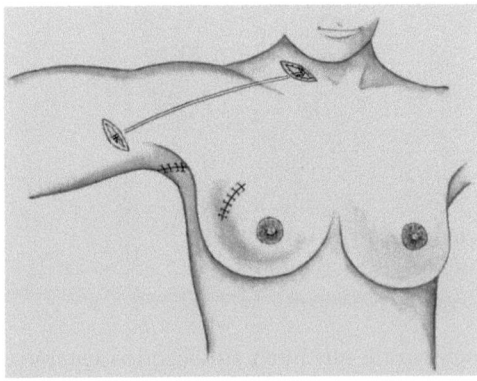

Abb. 3. Lymphgefäßtransplantate zwischen aufsteigenden Lymphbahnen am Oberarm und absteigenden Lymphbahnen am Hals, lympholymphatisch mikrochirurgisch anastomosiert zur Überbrückung axillärer lymphatischer Defekte

und dort mit aufsteigenden Lymphbahnen End-zu-End anastomosiert (Abb. 2). Bei Armlymphödemen werden die Transplantate in einem subkutanen Tunnel zwischen Oberarm und Hals platziert, am Oberarm mit aufsteigenden und am Hals mit zum Venenwinkel absteigenden Lymphbahnen anastomosiert (Abb. 3).

Inzwischen liegen Erfahrungen an über 250 Patienten vor. Auch nach einer Nachbeobachtungszeit von mehr als 10 Jahren zeigten sich signifikante Umfangsverminderungen der Extremitäten nach einer Lymphbahnrekonstruktion (Abb. 4). In Langzeitbeobachtungen von mehr als 7 Jahren konnten signifikante Erhöhungen des lymphatischen Transports in Form des lymphatischen Transportindexes nachgewiesen werden [18]. Durch eine indirekte Lymphographie war es möglich, Durchgängigkeiten von Lymphgefäßtransplantaten nach mehr als 10 Jahren postoperativ zu dokumentieren.

Vor einer Lymphgefäßtransplantation mussten die Patienten mindestens 6 Monate eine konsequente, konservative Therapie durchgeführt haben. Die mittlere Dauer der Ödembildung und meist auch der konservativen Therapie betrug jedoch mehr als 7 Jahre. Beim Vorliegen eines Tumorleidens wurde die Rezidivfreiheit abgeklärt. Eine allgemeine Operationsfähigkeit muss ebenfalls

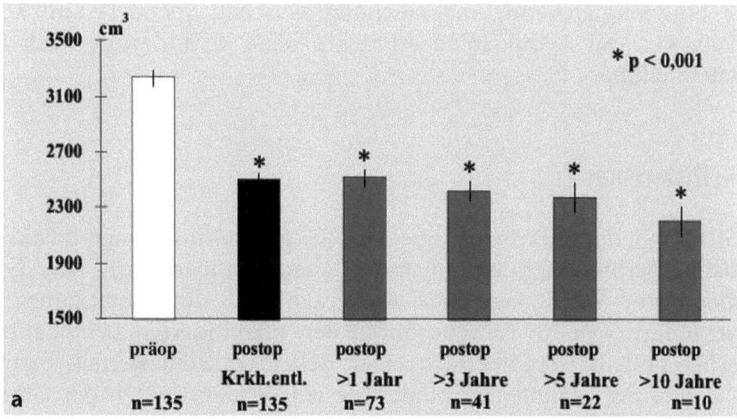
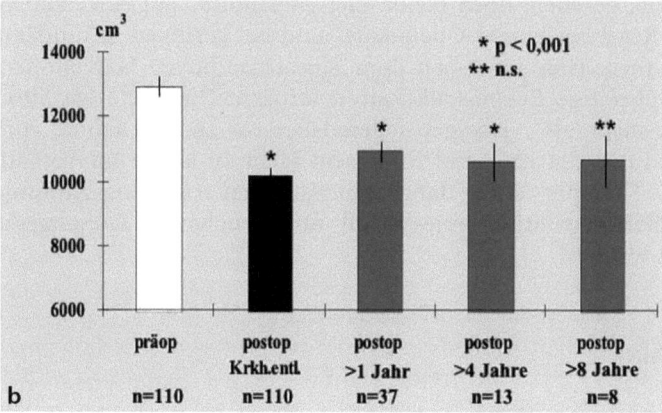

Abb. 4. Mittelwerte von Extremitätenvolumina (cm³, x̄, sx̄) vor und nach Lymphgefäßtransplantationen, **a** bei Armödemen nach Mindestbeobachtungszeiten von bis zu > 10 Jahren, **b** bei Beinödemen Erwachsener nach Mindestbeobachtungszeiten von bis zu > 8 Jahren, (*Krkh. entl.*: Krankenhausentlassung)

präoperativ abgeklärt werden. Da es sich aber bei der Lymphgefäßtransplantation um einen Eingriff im Subkutangewebe handelt, vergleichbar einem Veneneingriff, ist diese nahezu immer gegeben.

Nach der Transplantation erhalten die Patienten während der ersten Tage niedermolekulares Dextran, die Extremität wird elastisch gewickelt, und Antibiotika werden verabreicht. Eine Erysipelprophylaxe wird für ein halbes Jahr fortgeführt, ebenso wie die Applikation eines 2-Zug-Gummistrumpfs. Nach dieser Zeit wird fakultativ die Kompression entfernt.

Vor der Einführung der postoperativen Antibiose war bei 2 Patienten ein Erysipel aufgetreten. Als weitere Komplikationen trat 1-mal eine postthrombotische Unterschenkelschwellung und bei einer Patientin eine Lymphzyste an der Leiste des Spenderbeins auf.

Eine vergleichende Untersuchung zwischen Spender- und Kontrollbein bei Patienten mit Armödemen erbrachte keine Veränderung nach der Transplantatentnahme.

Diskussion

Steht mit der mikrochirurgischen Rekonstruktion einer lokalisierten Lymphbahnunterbrechung eine kausale Therapieantwort für das lymphostatische Ödem zur Verfügung, muss die Frage nach der Beseitigung von Sekundärveränderungen im Gewebe durch den verminderten Lymphabtransport kritischer gestellt werden. Nach einer Rekonstruktion werden zwar in der Regel neben einer Volumenverminderung ein Weicherwerden des Gewebes und eine verbesserte Reaktion auf Entlastungen, wie Hochlagerung und entstauende Übungen, gesehen, doch bleibt eine „Restitutio" auf Normalmaße Einzelfällen, in der Regel bei kurzer Ödemdauer und bei geringen Sekundärveränderungen, vorbehalten. Hier ist neben dem Einsatz additiver Maßnahmen insbesondere eine frühzeitige Rekonstruktion zu fordern. Die bisherige Situation einer im Schnitt mehr als 7-jährigen Ödemdauer bis zur Vornahme von rekonstruktiven Maßnahmen erscheint in diesem Licht zu lange. Im Verlauf einer konservativen Therapie sollte daher den Patienten frühzeitig zumindest die Option einer Rekonstruktion eines lokal unterbrochenen Lymphgefäßsystems dargestellt werden.

Ausblick

Basierend auf pathophysiologischen Überlegungen scheint bei lymphostatischer Schwellungen eine Stufentherapie sinnvoll und erstrebenswert zu sein. Basis wäre die konservative Therapie, so weit es ihr gelingt, die lymphatische Transportkapazität über die lymphpflichtige Last zu erhöhen. Ist dies auf die Dauer nicht möglich, sollte eine mikrochirurgisch-rekonstruktive Option angestrebt werden.

Gelingt es auch damit nicht, eine Erhöhung der lymphatischen Transportkapazität über die lymphatische Last hinaus zu erreichen, ist eine simultane Ergänzung mit zusätzlichen konservativen Maßnahmen in Betracht zu ziehen. Bleibt letztendlich auch diese Kombination ohne Erfolg, kommen als letzte Therapiestufe chirurgische Resektionsmaßnahmen in Betracht.

Literatur

1. Baumeister RGH, Seifert J, Wiebecke B (1980) Transplantation of lymph vessel on rats as well as a first therapeutic application on the experimental lymphedema of the dog. Eur Surg Res (Suppl 2) 12:7
2. Baumeister RGH, Seifert J, Wiebecke B (1981a) Homologous and autologous experimental lymph vessel transplantation: initial experience. Int J Microsurg 3:19

3. Baumeister RGH, Seifert J, Wiebecke B, Hahn D (1981b) Experimental basis and first application of clinical lymph vessel transplantation of secondary lymphedema. World J Surg 5:401
4. Brorson H (2003) Fettabsaugung des Lymphödems am Arm. Handchir Mikrochir Plast Chir 35:225–232
5. Charles RH (1912) A system of treatment, vol 3. Latham & Churchill, London, p 504
6. Degni M (1978) New technique of lymphatic-venous anastomosis for the treatment of lymphedema. J Cardiovasc Surg 19:577
7. Foeldi M (1971) Physiologie des Lymphgefässsystems. Angiologica 8:212
8. Foeldi M (1976) Pathophysiologische Grundlagen der Oedementstehung aus der Sicht der Lymphologie. Acta Med Austr 3:105
9. Goldsmith HS (1974) Long term evaluation of omental transposition for chronic lymphedema. Ann Surg 180:847
10. Handley WS (1908) Lymphangioplasty. Lancet 1:783
11. Hohmanns J (1936) The treatment of elephantiasis of the legs. N Engl J Med 215:1099
12. Illouz Y-G, de Villers YT (1989) Body sculpturing by lipoplasty. Churchill Livingstone, Edinburgh, p 384
13. Kinmonth JB, Hurst PA, Edwards JM, Rutt DL (1978) Relief of lymph obstruction by use of mesentery and ileum. Brit J Surg 65:829
14. Kondoleon E (1912) Die chirurgische Behandlung der elefantiastischen Oedeme durch eine neue Methode der Lymphableitung. Munch Med Wochenschr 59:2726
15. O'Brien BM (1977) Microlymphaticovenous anastomosis for obstructive lymphedema. Plast Reconstr Surg 60:197
16. Olszewski W (1977) Surgical lymphovenous shunts for the treatment of lymphedema. In: Clodius L (ed) Lymphedema. Thieme, Stuttgart New York
17. Thompson N (1962) Surgical treatment of chronic lymphedema in lower limb. BMJ 2:1566
18. Weiss M, Baumeister RGH, Hahn K (2003) Therapieplanung und Erfolgskontrolle der autologen Lymphgefäß-Transplantation mittels nuklearmedizinischer Lymphabflussszintigraphie. Handchir Mikrochir Plast Chir 35:210–215

If you have any concerns about our products,
you can contact us on
ProductSafety@springernature.com

In case Publisher is established outside the EU,
the EU authorized representative is:
**Springer Nature Customer Service Center GmbH
Europaplatz 3, 69115 Heidelberg, Germany**

Printed by Libri Plureos GmbH
in Hamburg, Germany